膝关节单髁置换术
Unicompartmental Knee Arthroplasty

原　著　Richard D. Scott　Vivek M. Shah
主　译　王文革
译　者（按姓名汉语拼音排序）
　　　　郭淑明　李兴业　刘明杰　芦　浩
　　　　孟董超　王　鹏　王文革　张华伟

北京大学医学出版社

XIGUANJIE DANKE ZHIHUANSHU

图书在版编目（CIP）数据

膝关节单髁置换术 /（美）理查德·D.斯科特
(Richard D. Scott),（美）维韦克·M.沙阿
(Vivek M. Shah) 原著 ; 王文革主译. -- 北京 : 北京
大学医学出版社, 2025.3. -- ISBN 978-7-5659-3324-0
Ⅰ. R687.4
中国国家版本馆CIP数据核字第2025L3D435号

北京市版权局著作权合同登记号：图字：01-2024-5999

Elsevier (Singapore) Pte Ltd.
3 Killiney Road, #08-01 Winsland House I, Singapore 239519
Tel: (65) 6349-0200; Fax: (65) 6733-1817

Unicompartmental Knee Arthroplasty
Copyright © 2023 by Elsevier, Inc. All rights reserved, including those for text and data mining, AI training, and similar technologies.
Publisher's Note: Elsevier takes a neutral position with respect to territorial disputes or jurisdictional claims in its published content, including in maps and institutional affiliations.
ISBN-13: 978-0-323-79010-9

This translation of Unicompartmental Knee Arthroplasty by Richard D. Scott, Vivek M. Shah was undertaken by Peking University Medical Press and is published by arrangement with Elsevier (Singapore) Pte Ltd.

Unicompartmental Knee Arthroplasty by Richard D. Scott, Vivek M. Shah由北京大学医学出版社进行翻译，并根据北京大学医学出版社与爱思唯尔（新加坡）私人有限公司的协议约定出版。

膝关节单髁置换术（王文革 主译）
ISBN: 978-7-5659-3324-0
Copyright © 2025 by Elsevier (Singapore) Pte Ltd. and Peking University Medical Press.

All rights reserved. No part of this publication may be reproduced or transmitted in any form or by any means, electronic or mechanical, including photocopying, recording, or any information storage and retrieval system, without permission in writing from Elsevier (Singapore) Pte Ltd. and Peking University Medical Press.

注　意

本译本由北京大学医学出版社独立完成。相关从业及研究人员必须凭借其自身经验和知识对文中描述的信息数据、方法策略、搭配组合、实验操作进行评估和使用。由于医学科学发展迅速，临床诊断和给药剂量尤其需要经过独立验证。在法律允许的最大范围内，爱思唯尔、译文的原文作者、原文编辑及原文内容提供者均不对译文或因产品责任、疏忽或其他操作造成的人身及/或财产伤害及/或损失承担责任，亦不对由于使用文中提到的方法、产品、说明或思想而导致的人身及/或财产伤害及/或损失承担责任。

Published in China by Peking University Medical Press under special arrangement with Elsevier (Singapore) Pte Ltd. This edition is authorized for sale in the People's Republic of China only, excluding Hong Kong SAR, Macau SAR and Taiwan. Unauthorized export of this edition is a violation of the contract.

膝关节单髁置换术

主　　译：王文革
出版发行：北京大学医学出版社
地　　址：（100191）北京市海淀区学院路 38 号　北京大学医学部院内
电　　话：发行部 010-82802230；图书邮购 010-82802495
网　　址：http://www.pumpress.com.cn
E — mail：booksale@bjmu.edu.cn
印　　刷：北京信彩瑞禾印刷厂
经　　销：新华书店
责任编辑：冯智勇　　责任校对：靳新强　　责任印制：李　啸
开　　本：889 mm × 1194 mm　1/16　印张：7.25　字数：175 千字
版　　次：2025 年 3 月第 1 版　2025 年 3 月第 1 次印刷
书　　号：ISBN 978-7-5659-3324-0
定　　价：98.00 元
版权所有，违者必究
（凡属质量问题请与本社发行部联系退换）

译者前言

随着保膝理念的推广以及保膝手术的确切疗效，使得胫骨高位截骨术（high tibial osteotomy, HTO）和膝关节单髁置换术（unicompartmental knee arthroplasty, UKA）手术数量呈上升态势。UKA 治疗单间室膝关节骨关节炎，切口小、创伤小，患者本体感觉保存，术后疼痛、感染、下肢静脉血栓、关节僵硬等并发症少。患者术后可以早期下地，完全负重行走，有很高的满意度。尤其是外侧 UKA 手术，术后疗效确切。目前，越来越多的医生经过培训在进行膝关节单髁置换的临床实践。本人从事骨科工作 36 年，2010 年完成第一例 UKA 手术，至今已完成 3000 余例膝关节单髁置换手术。为了更好地推广和普及膝关节单髁置换技术，我们组织相关人员翻译了这本《膝关节单髁置换术》。

本书共 11 章，从膝关节单髁置换术的历史演变、选择标准、假体设计注意事项到失败的原因及类型、结果评价、固定和活动平台手术技术、外侧膝关节单髁置换术以及膝关节单髁置换翻修手术等方面进行了全面阐述。本书对于从事膝关节单髁置换术的医生有重要参考价值，有助于快速掌握手术要点和技巧，提高手术水平。

王文革

谨以此献给那些用实践证明在选定的患者中膝关节单髁置换术是全膝关节置换术的一种可行且成功的替代方案的先驱膝关节置换医生，以及当前及未来将继续使用并完善假体设计及手术技术的关节置换领域的开拓者们。

原著前言

自从 50 多年前引入临床以来，膝关节单髁置换术（unicompartmental knee arthroplasty，UKA）一直在不断发展，并且在很长时间里一直存在争议。作者中的一位（RDS）对 UKA 有丰富的经验，40 多年来一直是该手术的倡导者。

作者中的另一位（VMS）是新一代 UKA 外科医生，通过他的视角使这本独特的著作涵盖了 UKA 的过去、现在和未来。

Richard D. Scott
Professor of Orthopedic Surgery, Emeritus
Harvard Medical School
Boston, Massachusetts

Vivek M. Shah
Assistant Professor of Orthopedic Surgery
Harvard Medical School
Boston, Massachusetts

目 录

第 1 章　膝关节单髁置换术的历史演变 1
第 2 章　患者选择标准 7
第 3 章　假体设计注意事项 13
第 4 章　膝关节单髁置换术失败的原因及类型 21
第 5 章　膝关节单髁置换术的结果 25
第 6 章　内侧固定平台膝关节单髁置换术的手术技术 29
第 7 章　活动平台膝关节单髁置换术：基本原理和手术技术 53
第 8 章　外侧膝关节单髁置换术 69
第 9 章　非典型的膝关节单髁置换术 83
第 10 章　失败的膝关节单髁置换术的翻修 95
第 11 章　膝关节单髁置换术的技术发展 105

第1章

膝关节单髁置换术的历史演变

20世纪60年代，随着麻省总医院（MGH）首创的MGH模型股骨半关节置换术的完成，现代膝关节置换术正式拉开了序幕。与此同时，McKeever金属胫骨半关节置换术也在罗伯特·布列根医院（现为布列根和妇女医院）应用于类风湿关节炎患者。随着20世纪70年代初金属对聚乙烯髋关节置换术的出现，人们开始探索使用相同的金属和聚乙烯制造的假体设计。其中有组配式假体，股骨侧使用金属、胫骨侧使用聚乙烯。多中心膝关节和Marmor膝关节是这些早期设计之一[1-2]。因为缺乏精确植入假体的安装仪器，这些组配式假体模块也没有为髌股关节表面置换做好准备。事实上，它们常常为髌骨提供了一个不协调的活动轨迹，膝关节高度屈曲时，髌骨离开股骨滑车会与股骨髁发生交锁。一些最早的组配式股骨和胫骨假体通过在膝关节内侧或外侧单间室置换中发挥了作用而被保留了下来。

尽管膝关节单髁置换术（unicompartmental knee arthroplasty, UKA）已经出现并使用了50多年，但自引入临床以来一直是一个有争议的手术。最初的报道显示，UKA治疗内侧间室骨关节炎的效果令人失望[3-4]。几年后，我们发表了使用"单髁"假体的更有利的结果[5]。对100例膝关节进行2~6年的随访。在这次短期随访中进行了3例翻修手术，每年翻修率约为1%。平均屈曲度为114°，明显优于使用双间室关节置换术的同期报道。该随访至5~9年（平均7年）时，进行了7次翻修，每年翻修率为1%[6]。在同一随访中膝关节三间室置换术患者每年的翻修率也为1%[7]。有了这些信息，我们对膝关节单髁置换术的热情开始增长。我们认为当膝关节需要关节置换时，且患者符合单髁置换术的标准，进行这种手术是合理的。到20世纪80年代初，在布列根和妇女医院的膝骨关节炎患者中，大约10%的患者接受了单髁置换术。

多年来，假体的设计不断发生变化，假体改进后可将某些问题的失败降到最小化。例如，我们关注到了肥胖患者的置换失败。这些都是由于胫骨或股骨侧假体松动所致。我们观察到一些股骨假体由于下沉到软骨下骨而松动（图1.1）。在水平步态中，膝关节的承重力大约是体重的3倍。这种力量均匀分布在每个间室提供的表面积上。如果假体承受的重量更多，且面积更小，则每平方英寸的重量就会增加。因此，我们意识到早期UKA假体相对较小的尺寸使它们在超重患者中容易松动。

为了解决这个问题，在布列根和妇女医院使用的单髁关节假体于1981年被重新设计为"布列根"单髁膝关节假体（图1.2）。股骨假体加宽5 mm，从而更好地覆盖软骨下骨并抵抗下沉。胫骨假体为非模块化的金属支撑假体，复合材料厚度从6 mm开始（图1.3）。

关节的设计是平面对平面结构，目的是为了降低对聚乙烯的应力并增加表面接触，这种

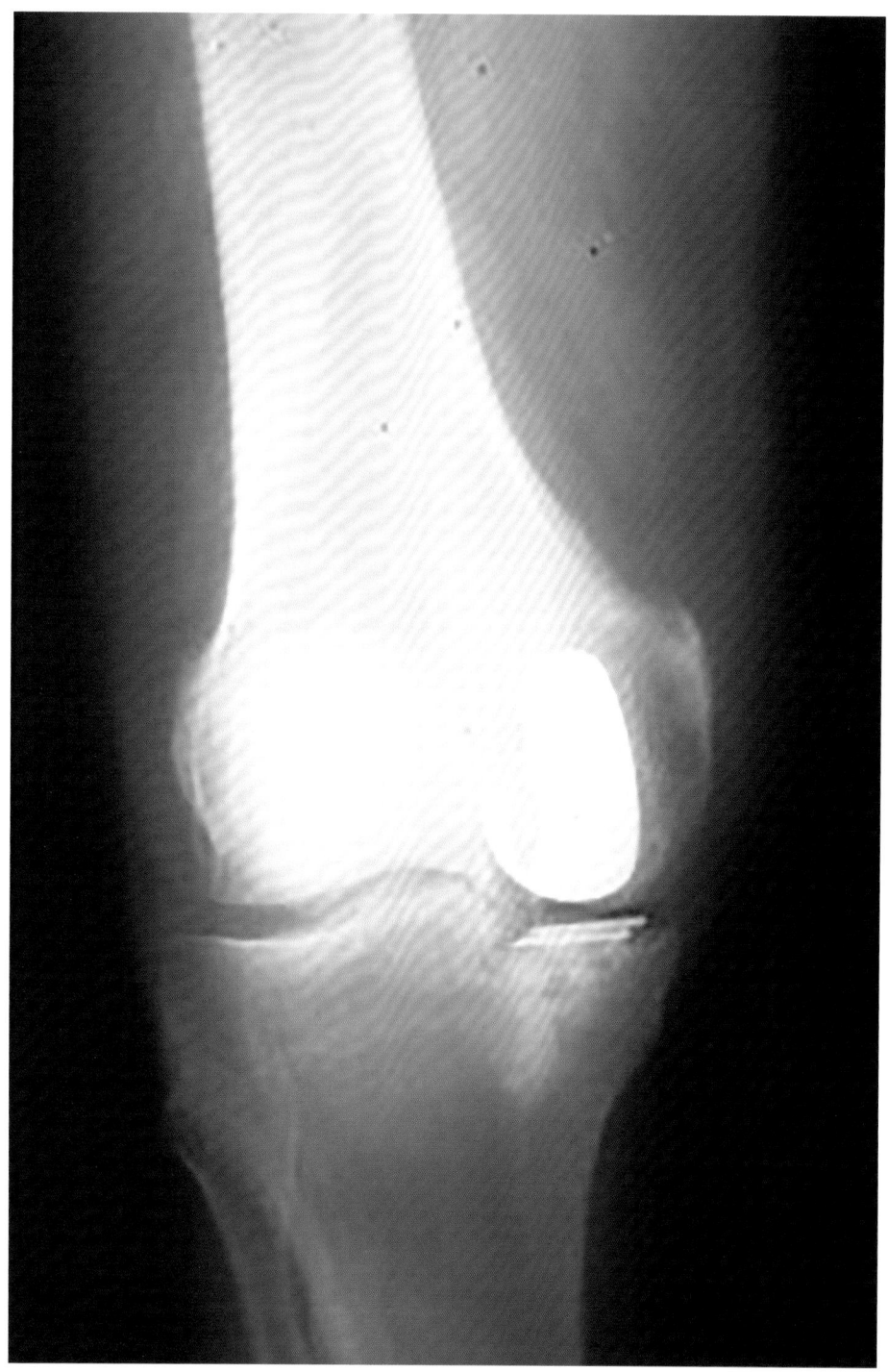

图 1.1　超重患者股骨假体下沉（From Scott, RD. Total Knee Arthroplasty. 2nd ed. Philadelphia: Saunders; 2014）

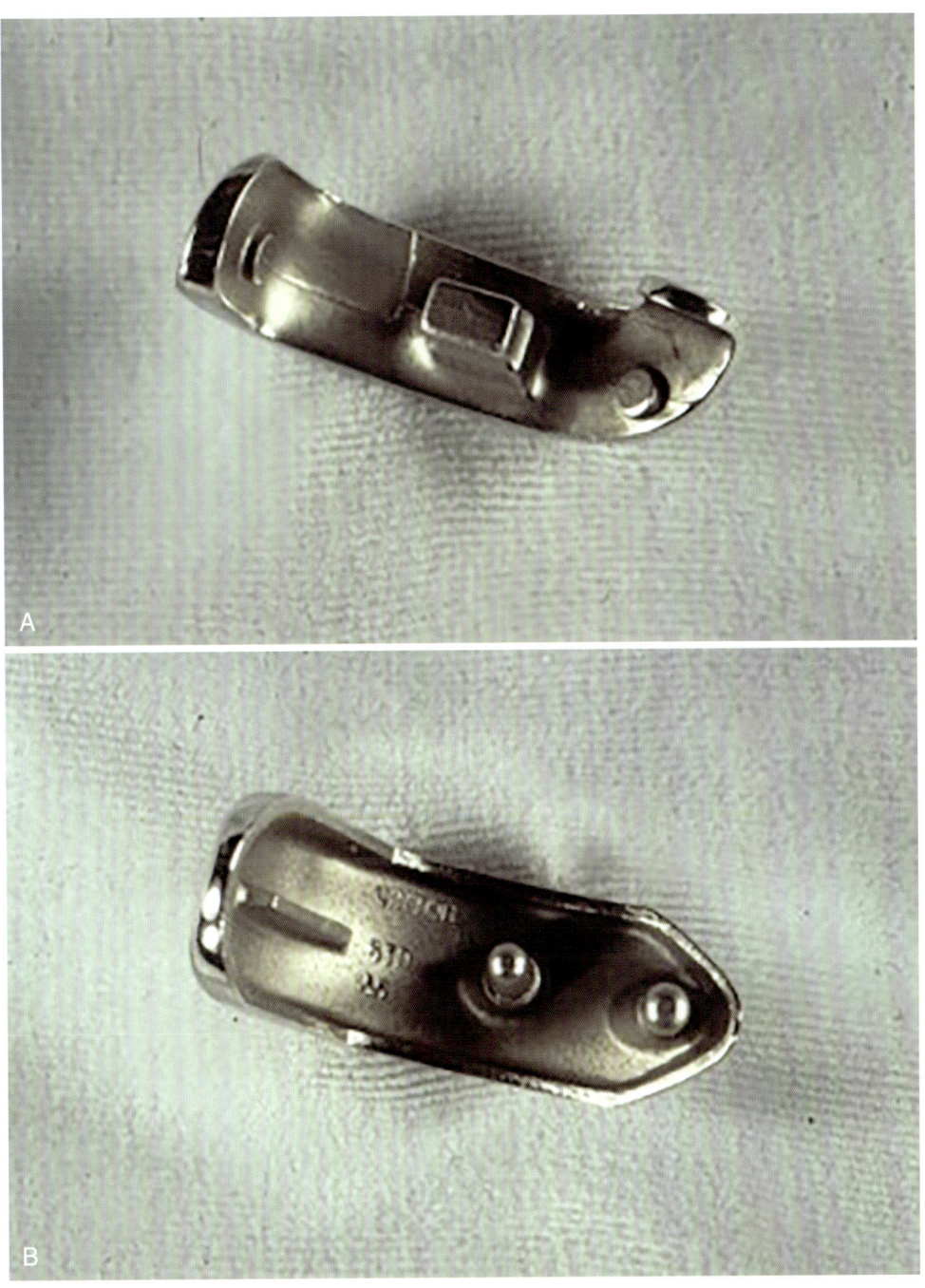

图 1.2 （A）单髁股骨假体相对较窄。（B）"布列根"单髁股骨假体加宽 5 mm，从而更好地覆盖软骨下骨并抵抗下沉（From Scott, RD. Total Knee Arthroplasty. 2nd ed. Philadelphia: Saunders; 2014.）

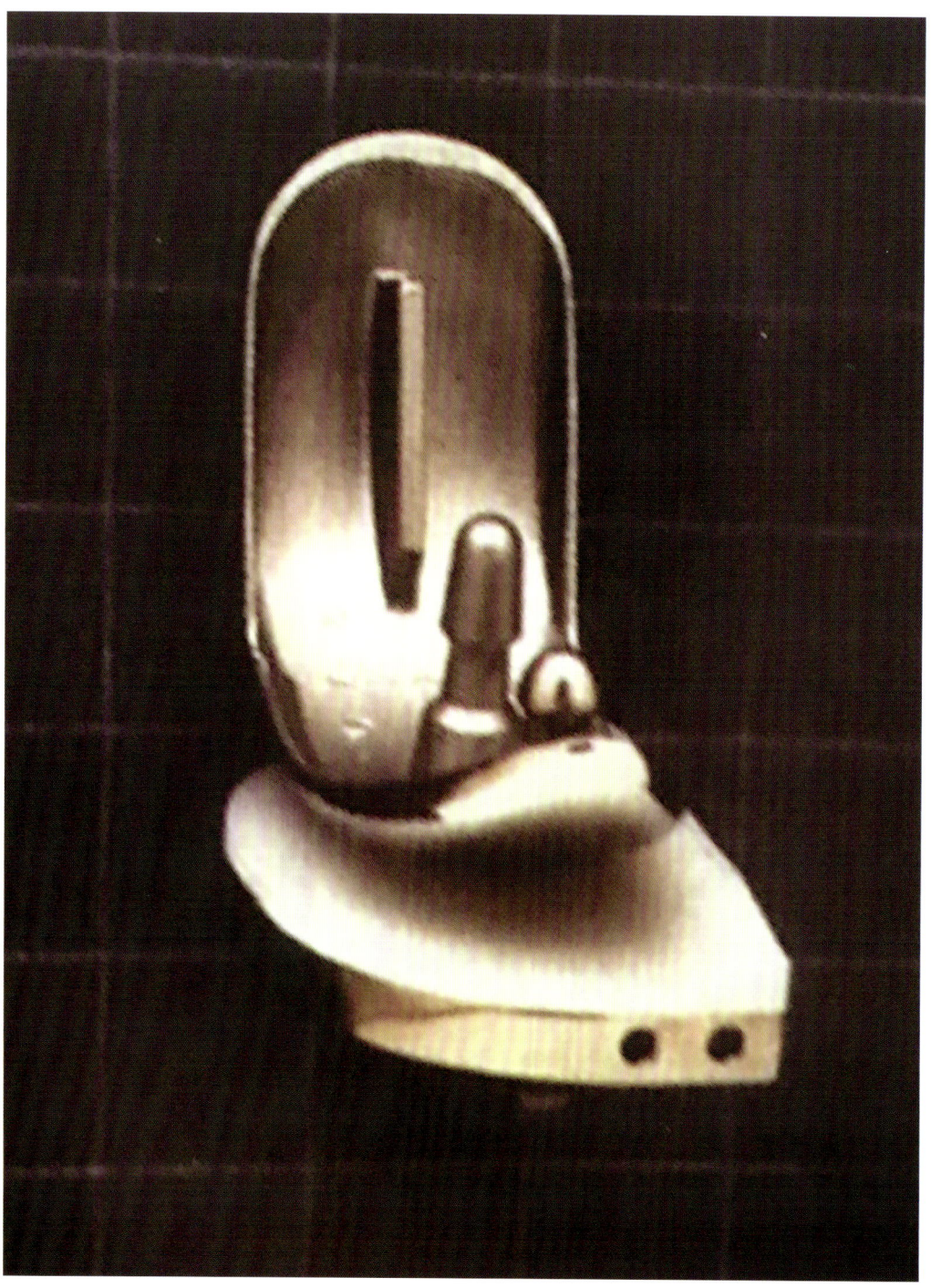

图 1.3 "布列根"膝关节 6 mm 金属胫骨假体表面只有 2 mm 聚乙烯

假体在之后的8~9年中被专门使用。其具体的设计和外科技术为我们提供了单髁置换术的更多经验[6]。

因为关节是平面对平面结构，很明显不精确的手术技术是不可原谅的。如果在负重过程中假体关节面不平行，则会发生边缘载荷，导致聚乙烯加速磨损（图1.4）。这也促使了平面到弧形关节的演变，在不产生边缘载荷的情况

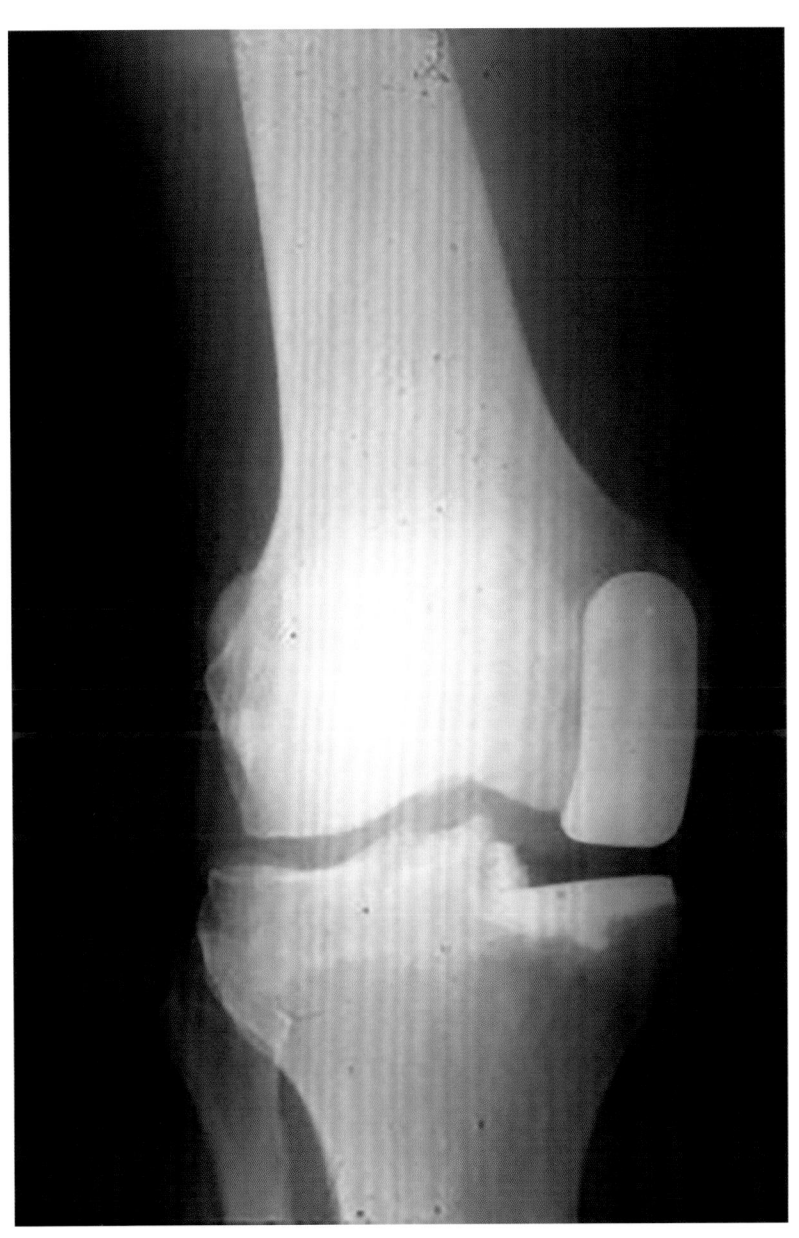

图 1.4　不良的手术技术会导致平面对平面关节发生边缘载荷

下，可以适应关节的运动学，同时仍提供可接受的磨损表面。它还促进了 20 世纪 80 年代活动平台关节的发展，该关节可提供最大的平台接触面积以减少磨损潜力，同时允许分散聚乙烯上的扭转应力。

随着时间的推移，设计不断发展，以最大限度提高早期效果并延长关节置换假体的寿命。早期的假体设计通常只有大号和小号两种尺寸。许多现代系统都有多达 5 种尺寸的股骨和胫骨假体。股骨和胫骨假体的形状已经变得更具解剖学特征。除了活动平台设计的股骨侧，胫骨侧的解剖形状尤为重要，以最大限度地覆盖胫骨平台的切面，并抵抗松动和下沉。

进入 21 世纪以来，针对患者的定制股骨和胫骨假体开始投入使用，试图准确复制每位患者个体化的解剖结构[9-10]。它们与定制的患者专用器械配套使用，以帮助外科医生进行骨准备，同时最大限度减少假体和植入器械的库存需求。

参考文献

1. Gunston FH. Polycentric knee arthroplasty. *Clin Orthop*. 1973;94:128–135.
2. Marmor L. Results of single compartment arthroplasty with acrylic cement fixation. *Clin Orthop*. 1977;122:181–188.
3. Insall J, Walker P. Unicondylar knee replacement. *Clin Orthop*. 1976;120:83–85.
4. Laskin RS. Unicompartmental tibiofemoral resurfacing arthroplasty. *J Bone Joint Surg Am*. 1978;60:182–185.
5. Scott RD, Santore RF. Unicondylar unicompartmental knee replacement in osteoarthritis. *J Bone Joint Surg Am*. 1981;63:536–544.
6. Scott RD, Cobb AG, McQueary FG, Thornhill TS. Unicompartmental knee arthroplasty eight- to twelve-year follow-up evaluation with survivorship analysis. *Clin Orthop*. 1991;271:96–100.
7. Insall JN, Hood RW, Flawn LB, Sullivan DJ. The total condylar knee prosthesis in gonarthrosis: a five- to nine-year follow-up of the first one hundred consecutive replacements. *J Bone Joint Surg Am*. 1983;65:619–628.
8. Scott RD. Robert Brigham unicondylar knee surgical technique. *Tech Orthop*. 1990;5:15–23.
9. Slamin J, Parsley B. Evolution of customization design for total knee arthroplasty. *Curr Rev Musculoskelet Med*. 2012;5(4):290–295.
10. Fitz W. Unicompartmental knee arthroplasty with use of novel patient-specific resurfacing implants and personalized jigs. *J Bone Joint Surg Am*. 2009;91(suppl 1):69–76.

第2章

患者选择标准

理论上，膝关节单髁置换术（UKA）是胫骨高位截骨术（high tibial osteotomy, HTO）和全膝关节置换术（total knee arthroplasty, TKA）的一个具有吸引力的替代方案。与截骨术相比，UKA 的优势包括：获得更高的初始成功率、更少的早期并发症、更长的假体使用寿命、更好的肢体美观性、更容易转换为 TKA，并且有可能在同一天进行双侧手术。与将 UKA 翻修为 TKA 相比，HTO 向 TKA 的转换可能会因许多因素而变得复杂，包括先前的切口、手术暴露困难、内植物的存在、关节线角度扭曲、畸形愈合、骨不连、髌骨低位、胫骨轴偏移和外侧胫骨平台的相对缺陷。

与 TKA 相比，UKA 的优势包括保留了两条交叉韧带，从而使膝关节运动更正常，并具有更高水平的性能。髌股间室以及对侧间室的骨量保留，以便在必要时更容易转换为 TKA（见第 10 章）。最初的一些报道并未证实 UKA 转换为 TKA 是一个简单的操作[1]。但后来的报道表明，如果 UKA 的操作规范，转换成 TKA 就很容易，并且结果与初次 TKA 的相同[2]。最重要的是胫骨侧进行保守的初始截骨（图 2.1）[3]。表 2.1 列出了 HTO、TKA 和 UKA 涉及的潜在翻修问题。在 UKA 中，如果最初的胫骨截骨不是在保守的水平，唯一的潜在翻修问题是需要用骨块或金属垫块解决胫骨内侧平台骨缺损问题（图 2.2）。

传统选择标准

1989 年，Kozinn 和 Scott 报道了膝关节单髁置换术的理想候选者[4]。选择标准包括：老年患者，非炎症性骨关节炎，股骨内翻畸形小于 10°或外翻畸形小于 5°、前交叉韧带（ACL）完整、没有向外侧半脱位，屈曲畸形小于 15°，体重不超过 80~90 kg，髌股关节分级不大于 Ⅱ 级或 Ⅲ 级。

几年后，Stern 等通过研究骨关节炎患者人群，发现有 6% 的患者符合所有这些选择标准[5]。巧合的是，当时在膝关节置换患者中约有 6% 的患者接受了单髁置换手术。这个比例一直保持相对稳定。直到 21 世纪初微创手术的出现[6]，人们对单髁置换手术的热情迅速增长，改变了对手术适应证的一些看法。

当随访 20 世纪 70 年代中期植入的单髁假体的第 2 个 10 年生存率时，一些医生的观点也发生了改变[7]。尽管在第 1 个 10 年的随访中，再手术率每年大约为 1%，但在第 2 个 10 年中，翻修手术的需求似乎比同一期进行双间室置换的需求增长的速度更快。这使得一些医生质疑 60 多岁和 70 多岁的患者进行 UKA 的可行性，这些患者的预期寿命为 15~20 年。患者若选择 UKA 手术，那么余生中需要再次手术的概率很大。基于这种理论，一些 UKA 倡导者开始将 UKA 候选者分为两类。第一类是中年患者，尤其女性；第二类是 80 岁以上的老人（见第 9 章）。

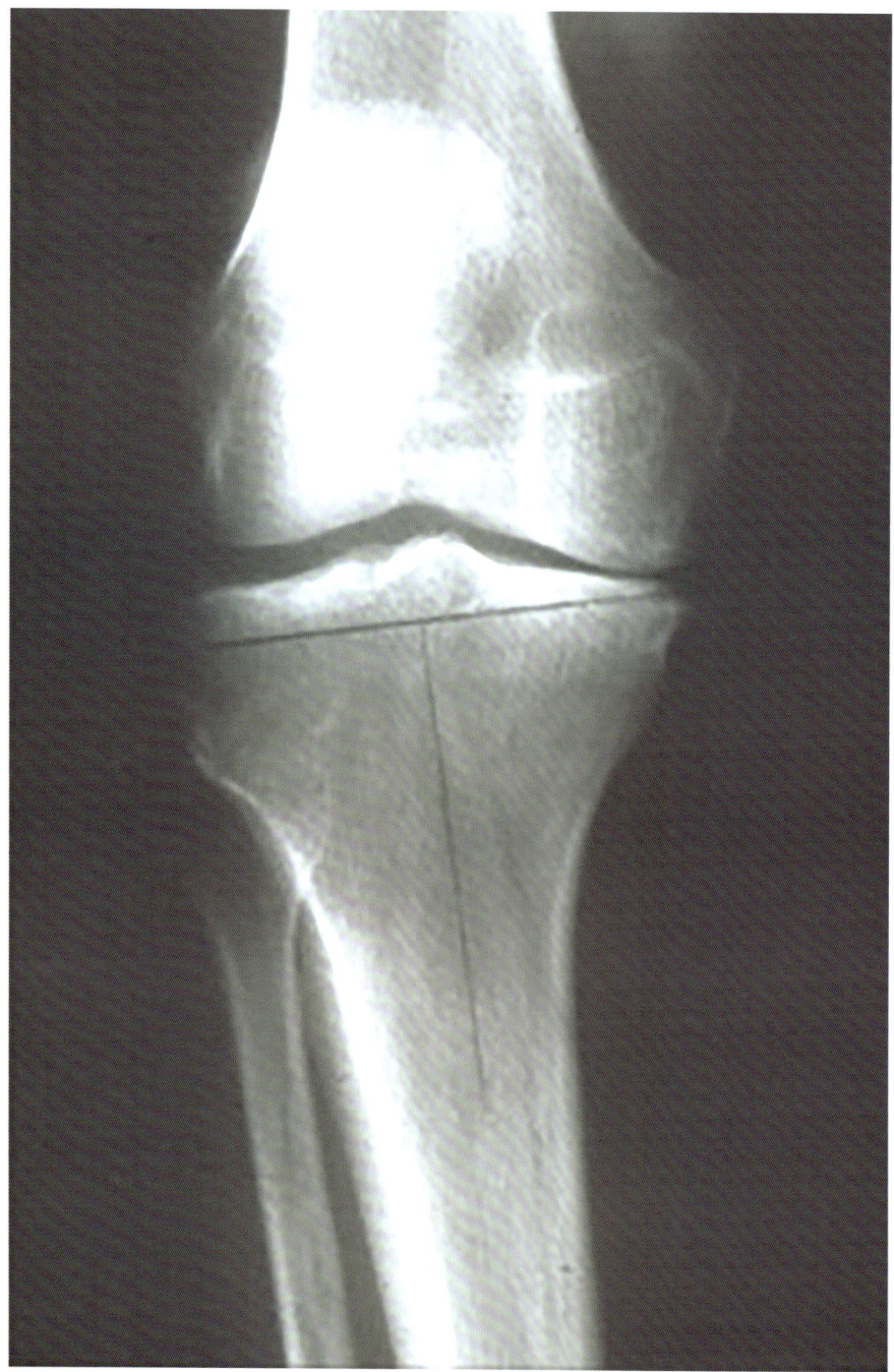

图2.1 可以通过在术前X线片上对全膝关节置换术进行保守的胫骨截骨规划来确定单髁置换术的适当初始胫骨截骨水平,并在关节置换术时重现内侧截骨的水平(From Scott, RD. Total Knee Arthroplasty. 2nd ed. Philadelphia: Saunders; 2014)

表 2.1　截骨术、TKA 和 UKA 的翻修问题

问题	截骨术	TKA	UKA
无法使用先前切口	+	−	−
内植物影响	+	−	−
关节线角度变化	+/−	+	−
畸形愈合	+/−	+	−
不愈合	+/−	+	−
髌骨低位	+/−	+	−
胫骨轴偏移	+/−	−	−
股骨骨缺损	−	+	−
髌骨骨缺损	−	+	−
胫骨外侧骨缺损	+/−	+	−
胫骨内侧骨缺损	+/−	+	+/−

TKA，全膝关节置换术；UKA，膝关节单髁置换术。

UKA 被认为是中年患者的第一个关节置换术，可以为他们提供 10 年或更长时间的关节寿命，并在以后的生活中不可避免地需要转换为 TKA。他们将受益于较高的初始成功率、较少的早期并发症和相对 HTO 更美观的外观，相对于 TKA 保留了交叉韧带以及与 HTO 和 TKA 相比更容易翻修。

对于 80 多岁的老年患者来说，其优势包括：恢复快、出血少、医保系统承担的医疗费用更低。考虑到 80 岁老人的预期寿命及活动能力，UKA 在他们的有生之年不太可能需要行翻修手术[8]。

外侧单髁置换术的适应证和禁忌证与内侧单髁置换术相似。然而，患有孤立的外侧病变的患者更有可能患有炎症性滑膜炎（禁忌证）与软骨钙质沉着症（见第 8 章）。此外，他们更有可能存在明显的髌股关节退变，可能会禁忌该手术。外侧 UKA 特有的禁忌证是内侧副韧带的松弛（图 2.3）。

当前选择标准

随着假体设计和手术技术的改进，使得内侧单髁置换术的传统选择标准（Kozinn 和 Scott 描述）也变得更宽泛[9]。

2015 年，我们调查了来自美国和欧洲的 6 名关节置换外科医生。他们拥有超过 8000 例单髁置换手术的经验，并制定了该手术适应证和禁忌证的更新的共识。UKA 在每位医生开展手术中的比例从 10% 到 50% 不等。每位医生都独立列出了他们目前的适应证和禁忌证，并被要求提供同行评审的已发表参考文献以支持他们的意见。随后进行了讨论，形成了新的提案，然后重新分发以进行最终修订，以解决任何个人关注的问题。

共识基本上肯定了 Kozinn 和 Scott 的标准，但删除了一些禁忌证。内侧 UKA 的主要适应证仍然是前内侧骨关节炎达Ⅳ级（骨对骨），在站立前后位（AP）或 30°~45° 的屈曲位（PA）X 线片上内侧关节间隙消失超过 95%。值得注意的是，在应力位 X 线片上外侧间室的关节间隙消失应小于 25%，并在关节置换中进行直接检查时被确认是正常的。一定程度的侧向骨赘是可以接受的。

增加内侧间室的缺血性坏死（骨坏死）作为内侧 UKA 的次要指标。值得注意的是，磁共振成像可能有助于诊断该疾病。

重要的是，一些禁忌证被删除或修改了，体重指数（BMI）超过 32 kg/m² 的肥胖人群不再是 UKA 的禁忌证。现代金属支撑的假体，无论是固定平台还是活动平台都在肥胖患者中表现良好[10-11]。相对年轻的年龄也不再是禁忌证，但需谨慎的是，年轻患者往往有更高的期望值，并且当需要进行翻修手术时，通常是由于存在不明原因的疼痛。有人强调在这个年龄段，UKA 仍然是一个有吸引力的首选保膝手术，并且保守的初始胫骨截骨非常重要。

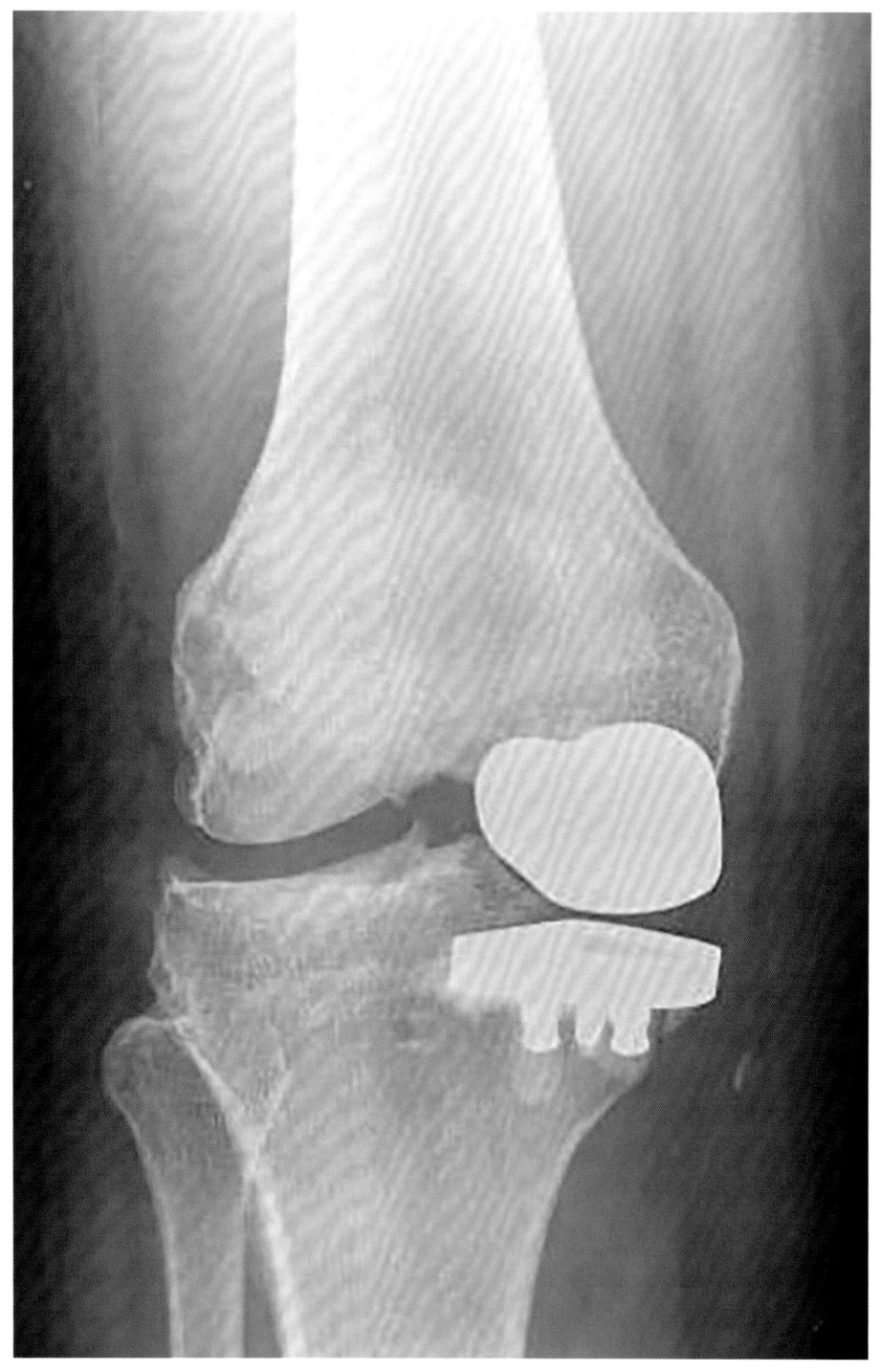

图 2.2 这种过度的胫骨截骨需要在翻修时进行胫骨内侧垫块和延长杆固定

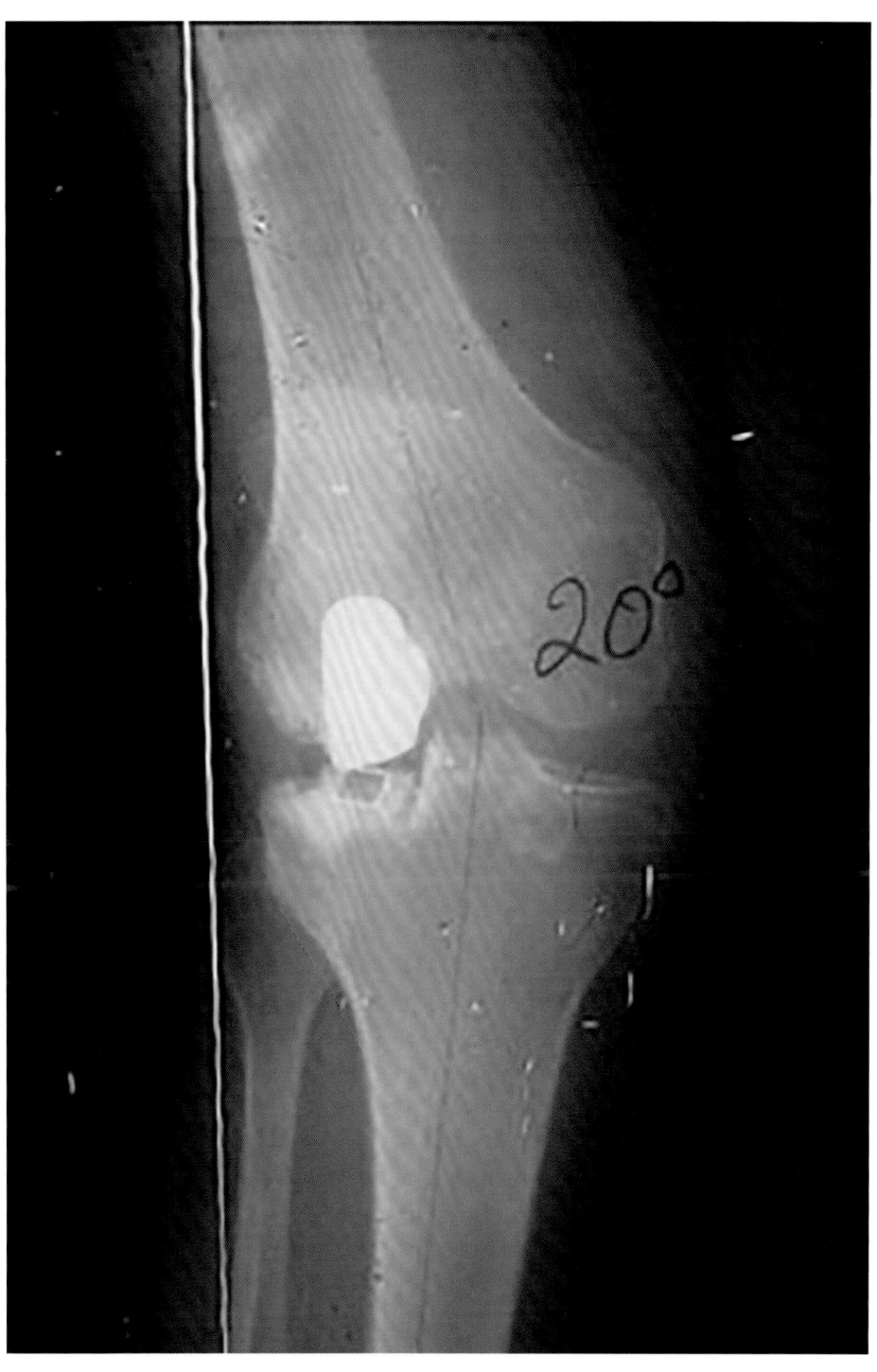

图 2.3 膝关节单髁置换术未能恢复伴有内侧副韧带松弛的严重外翻膝关节的稳定性

髌股关节退变的意义被重新审视。所有人都同意，在内侧单髁置换术中，髌骨或滑车外侧的Ⅳ级损伤是禁忌证。然而，如果病变局限在内侧髌股关节，6名医生中的3名会接受这些损伤。X线片上显示的软骨硬化本身并不是禁忌证，除非伴有炎性滑膜炎。

以往做过HTO手术被认为是禁忌证。除非截骨失败并伴有残留的内翻畸形。任何程度的外翻愈合的截骨术患者都不是合适的UKA候选者。

ACL的状态仍然很重要（见第9章）。大多数活动平台倡导者认为，ACL缺失是使用活动平台的绝对禁忌证，因为担心半脱位。如果可以同时进行ACL重建来恢复前后稳定性，则仍可使用活动平台。固定平台倡导者通常会根据胫骨磨损部位决定在ACL受损的情况下进行UKA的可行性。在典型的内翻型内侧间室关节炎患者中，最初的胫骨磨损部位是前内侧[12]。随着ACL的功能不全，磨损部位向后移动。如果磨损部位是中心磨损，则选择固定平台UKA是合适的。如果磨损部位已经后移，除非通过ACL重建，否则任何形式的UKA都是禁忌证。

参考文献

1. Barrett WP, Scott RD. Revision of failed unicondylar unicompartmental knee arthroplasty. *J Bone Joint Surg Am*. 1987;69:1328–1335.
2. Levine WN, Ozuna RM, Scott RD, Thornhill TS. Conversion of failed modern unicompartmental arthroplasty to total knee arthroplasty. *J Arthroplasty*. 1996;11:797–801.
3. Schwarzkopf R, Mikhael B, Li L, Josephs L, Scott RD. Effect of initial tibial resection thickness on outcomes of revision UKA. *Orthopedics*. 2013;36(4):409–414.
4. Kozinn SC, Scott RD. Unicondylar knee arthroplasty: current concepts review. *J Bone Joint Surg Am*. 1989;71:145–150.
5. Stern SH, Becker MW, Insall JN. Unicondylar knee arthroplasty: an evaluation of selection criteria. *Clin Orthop*. 1993;286:143–148.
6. Repicci JA, Hartman JF. Minimally invasive unicondylar knee arthroplasty for the treatment of unicompartmental osteoarthritis: an outpatient arthritic bypass procedure. *Orthop Clin North Am*. 2004;35:201–216.
7. Scott RD, Cobb AG, McQueary FG, Thornhill TS. Uni-compartmental knee arthroplasty eight- to twelve-year follow-up evaluation with survivorship analysis. *Clin Orthop*. 1991;271:96–100.
8. Sah AP, Springer BD, Scott RD. Unicompartmental knee arthroplasty in octogenarians: survival longer than the patient. *Clin Orthop*. 2006;4:107–112.
9. Berend KR, Berend ME, Dalury DF, Argenson JN, Dodd CA, Scott RD. Consensus statement on indications and contraindications for medial unicompartmental knee arthroplasty. *J Surg Orthop Adv*. 2015;24(4):252–256.
10. Murray DW, Pandit H, Weston-Simons JS, et al. Does body mass index affect the outcome of unicompartmental knee replacement? *Knee*. 2013;20(6):461–465.
11. Cavaignac E, Lafontan V, Reina N, et al. Obesity has no adverse effect on the outcomes of unicompartmental knee replacement at a minimum follow-up of seven years. *Bone Joint J*. 2013;95B(8):1064–1068.
12. White SH, Ludkowski PF, Goodfellow JW. Anteromedial osteoarthritis of the knee. *J Bone Joint Surg Br*. 1991;73:582–586.

假体设计注意事项

第3章

从多中心膝关节和Marmor膝关节假体等设计开始，膝关节单髁置换术的出现已有50多年的历史[1-2]。在这些早期设计中，很多设计也被提倡用于双间室的关节置换术，但由于器械较差，且不支持髌股关节的重建，因此阻碍了它们的成功。随着时间推移，股骨和胫骨的一体式双侧假体开始出现，股骨假体最终也带有滑车内缘，可以进行髌骨轨迹的修复。从这一点来看，针对每个髁和平台的单独假体的使用主要局限于内侧或外侧间室的单髁置换术。将内侧或外侧间室假体与髌股关节假体结合使用的经验有限。

经验表明，股骨或胫骨假体的某些设计特点有利于假体植入、保留骨量和延长置换关节的使用寿命。这些特点包括尺寸选择、假体形状、对称与不对称、主要固定方式（骨水泥固定与生物型固定）以及辅助固定方式（定位柱和龙骨）。

股骨部分

尺寸选择

早期的股骨假体设计通常只提供两种尺寸：大号和小号。自21世纪初以来，固定平台股骨假体的型号选择已经增加到多达5种。多种尺寸的优势在于易于适应尺寸变化的极端情况，但缺点是存在库存管理问题。患者定制化假体的出现解决了尺寸变化和库存问题[3-4]（见第11章）。

假体形状

股骨假体的矢状面形状应尝试还原股骨远端髁的曲率半径。同时还必须充分覆盖截骨后的后髁表面。大多数假体需要对后髁进行线性截骨从而方便假体的植入（图3.1）。当使用"机器人"截骨时，非线性截骨也是合适的。股骨假体矢状面的形状也必须能够让假体前缘有足够的退让空间，以消除膝关节屈曲时发生髌骨撞击的可能性。

从冠状面来看，股骨假体的关节面应具有较大的曲率半径，但不能无限大（平坦），以便让股骨和胫骨关节面之间有充分的接触。平面对平面关节容易产生边缘载荷（图1.4）。弧形对弧形关节无法完全一致，除非是活动平台（见后文）。只要聚乙烯是高质量和耐磨的，那么弧形对平面（大曲率半径）关节就是合适的。股骨假体的冠状面宽度应与矢状面大小成正比，并足够宽，以充分覆盖股骨的截骨表面并能够抵抗假体下沉（见图1.1和图1.2）。

对于使用骨水泥固定的股骨假体，与骨接触的表面应促进骨水泥固定和接触，通常通过骨水泥"附着"来实现。对于生物型固定的股骨假体，则需要骨表面能够充分接触假体从而促进骨的长入。

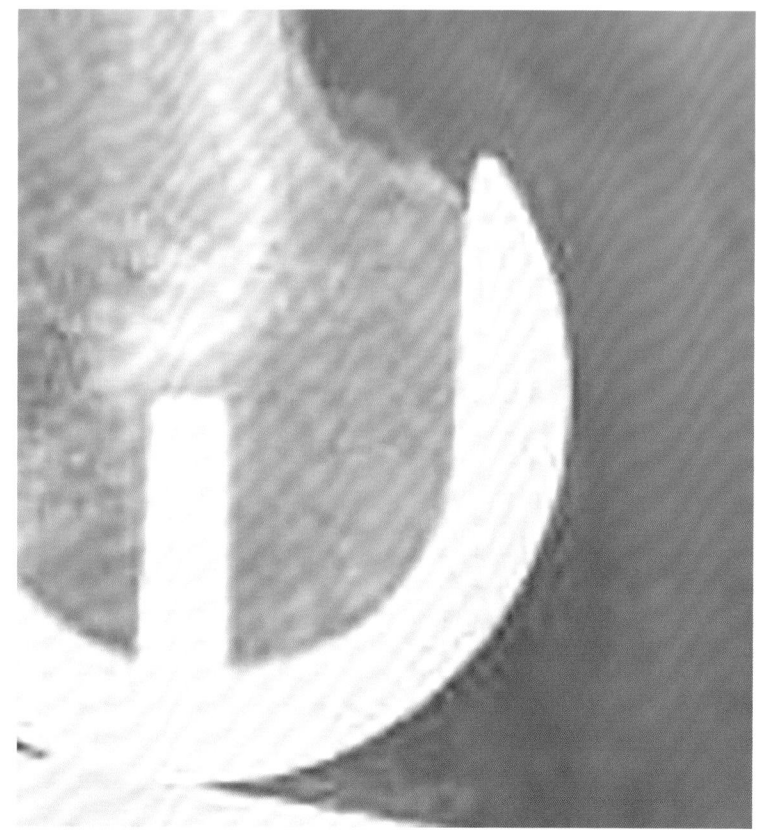

图 3.1　X 线片显示后髁线性截骨

对称与不对称

早期假体的设计是对称的，可用于左右膝关节的任意一个髁。除活动平台关节外，现代假体设计均为非对称关节，这样会更好地符合患者解剖结构。很少有厂商为内侧和外侧髁提供单独的股骨假体设计，并依赖于多种尺寸的可用性来容纳稍小的外侧髁。当然，定制假体将对患者解剖结构有最精确的匹配。

主要固定

传统上，骨水泥用于假体的主要固定取得了巨大的成功。在一些具有骨长入的非骨水泥生物型假体中，假体是可靠的，也取得了稳定的早期疗效[5-6]。假体长期的使用寿命还有待确定。反对非骨水泥固定的一个可能的论点是需要截骨足够深以允许向内骨长入。此外，如果固定依赖于向内深入穿透的定位柱或龙骨，那么取出固定良好的假体可能导致骨量的严重丢失。

辅助固定

无论是在骨水泥固定或非骨水泥固定的假体中，辅助固定都是通过定位柱和龙骨，或两者的组合来实现。当使用龙骨时必须相对较窄，且不能太深，以免在移除时造成骨量丢失。定位柱的横截面可以是圆形的，也可以是方形的，并且长度也不相同。同样的警告是，较长的定位柱在移除时可能会有骨量丢失的风险。它们在矢状面通常呈微圆锥形，也可以是锥形的、光滑的、粗糙的、多孔的或波纹状的，这取决于它们是否与骨水泥一起使用（图 3.2）。为了在植入时实现假体与骨面的最大接触，定位柱可能应该远离且不平行于线性后髁截骨面（图 3.3）。

龙骨可以具有不同的深度和厚度，可以是光滑的或多孔的（当使用非骨水泥固定时）。它们越深，在移除时骨量的丢失就越多。在截骨和植入或取出假体过程中会增加股骨髁骨折的风险。出于这个原因，浅龙骨可能更可取。

胫骨部分

尺寸选择

与股骨假体类似，早期的胫骨假体设计通常只提供两种尺寸：大号和小号。自 21 世纪初以来，固定平台胫骨假体的尺寸也增加到多达 5 种，其优点和缺点与之前提到的股骨假体相同。同样，定制假体克服了它的一些缺点。

假体形状

有两种类型的胫骨假体可供选择。一种称为"贴面式"，另一种称为"插入式"或"内嵌式"（图 3.4 和图 3.5）。贴面式假体试图最大限度地覆盖由往复锯准备的胫骨截骨表面，而内嵌式假体保留了周围骨质，并通过铣削过程（有时使用机器人辅助）进行内嵌。贴面式胫骨假体的形状应尽可能接近其所取代的胫骨截骨的轮廓，以便最大限度地覆盖截骨表面，同时避免假体悬垂。这将减少假体下沉或松动的机会。内嵌式假体也将受益于最大限度地覆盖胫骨近端的截骨面。假体组件最初是对称的，允许在左右内侧和外侧交替使用，以节省库存，但现在大多数假体的设计在形状上更加符合解剖学特征，以最大限度地覆盖截骨面。

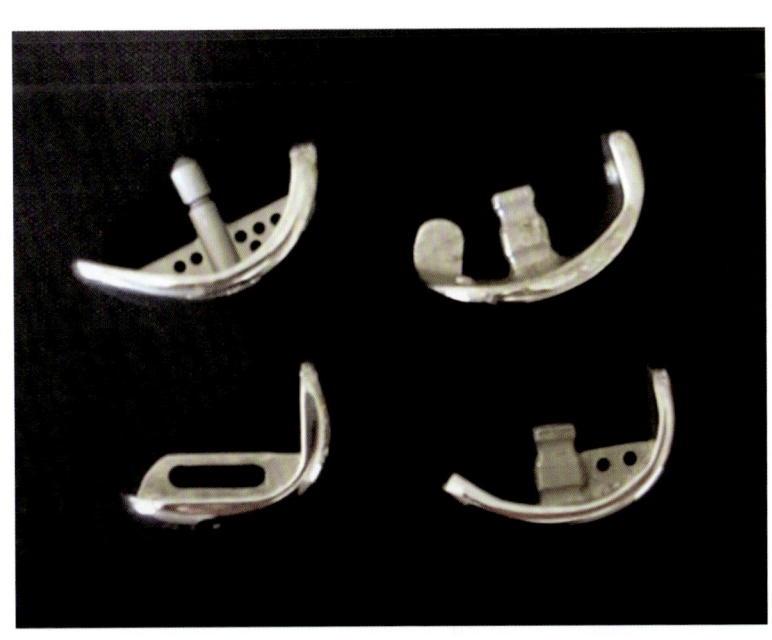

图 3.2 通过定位柱和龙骨辅助固定的股骨假体

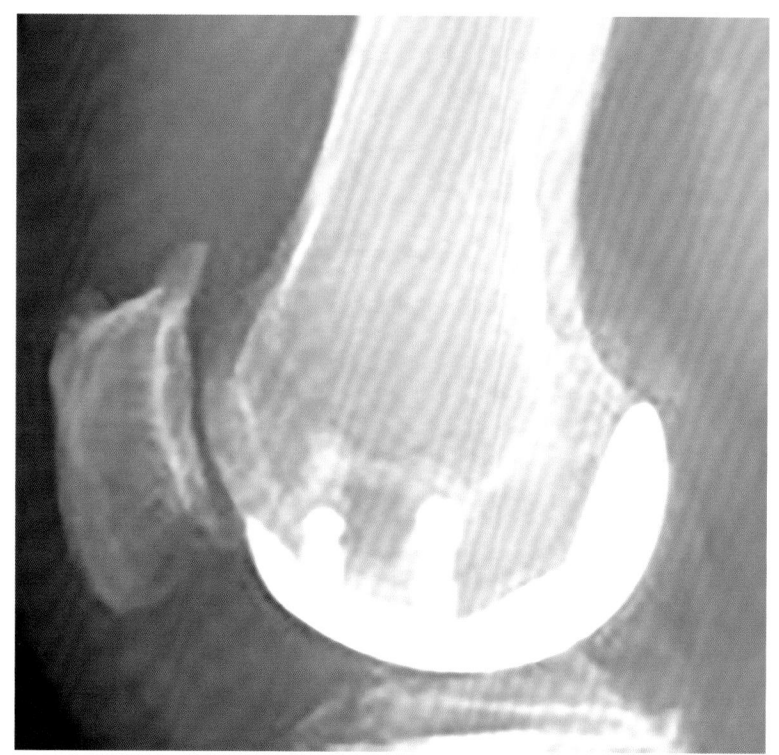

图 3.3 远离后髁截骨面的定位柱，可使假体在插入后对骨界面进行加压

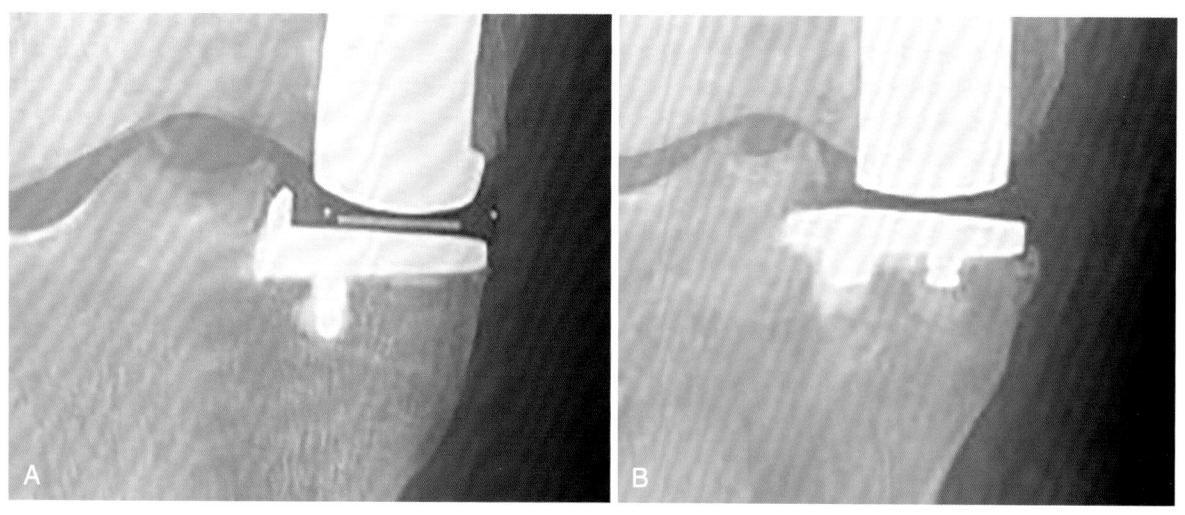

图 3.4 （A）一个带有辅助龙骨固定的胫骨假体的示例。（B）一个龙骨与前定位柱组合的胫骨假体的示例

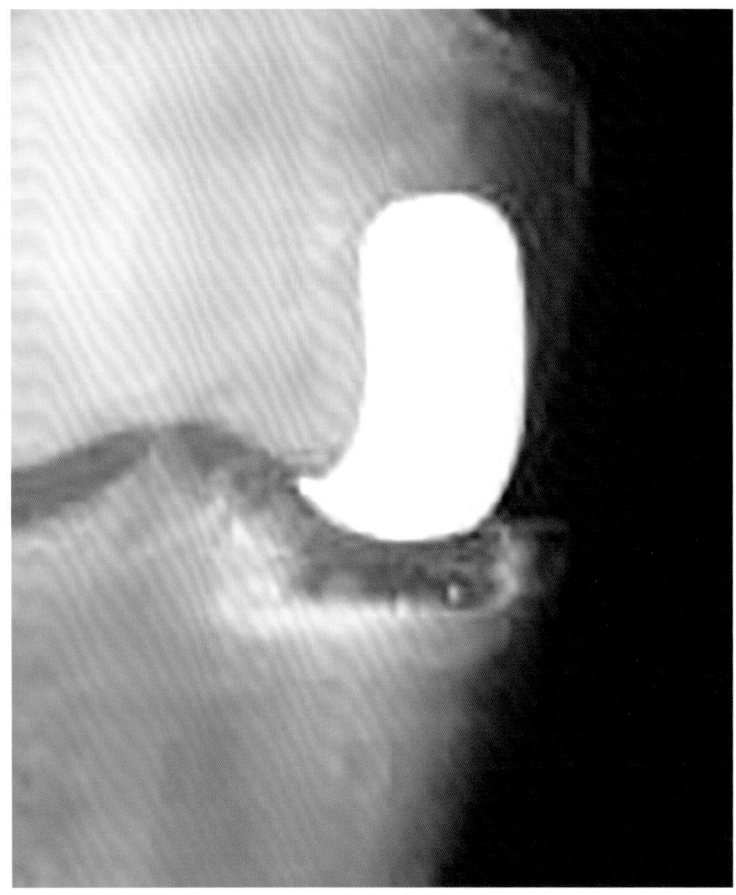

图 3.5　X 线片显示植入的全聚乙烯胫骨假体

外侧间室的比例形状与内侧间室不同，其前后（AP）尺寸相对于内外侧（medial-lateral，ML）尺寸更短。这通常通过采用不使前后尺寸骨悬垂的最大尺寸假体来解决。一些器械公司开始以增加库存为代价，用单独的外侧胫骨假体来解决这个问题。当然，定制假体可以更精确地解决这个假体尺寸问题。

模块化

最初，在 20 世纪 70 年代，胫骨假体都是全聚乙烯的。由于金属支撑在将应力传递到下层骨骼方面是有利的，因此，在库存管理、手术中的灵活性以及磨损或不稳定性的可能翻修选项方面，模块化组件的选择也变得很有吸引力。然而，近几十年来，一个要求是聚乙烯的最小厚度为 6 mm，这意味着复合组件的厚度（聚乙烯加金属）为 9 mm 或 10 mm。这违背了单髁置换术的保守目标。聚乙烯和金属工艺的进步使得固定平台设计的复合材料最小厚度可达 7 mm，活动平台胫骨假体的复合材料最小厚度可达 6 mm。

关节形状

从冠状面来看，胫骨聚乙烯关节表面应具

有较大的曲率半径，甚至接近无限大（平坦），只要股骨假体冠状面具有较小的曲率半径，并将假体位置良好地对齐，可显著降低边缘载荷。活动平台假体设计中，相似的曲率半径是可以接受的，并且最大限度地减少了聚乙烯的磨损[7-8]。

从矢状面角度看，固定平台假体也必须具有非常大的（几乎是平坦的）曲率半径。内侧间室骨关节炎的典型磨损模式是在前部和周围[9]（图3.6A）。关节置换术后关节面希望恢复到术前的磨损模式[10]（图3.6B）。尝试使用符合标准的固定平台关节置换术来控制这种磨损模式导致了假体松动的发生率增加[11]。同样重要的是要记住，金属支撑的胫骨假体，都需要足够厚度的聚乙烯来维持关节的前部。如前所述，与冠状面几何形状一样，活动平台矢状面的设计也应具有相似的曲率半径，以最大限度地提高聚乙烯的耐磨性，而不会对假体固定产生不利影响。

主要固定

与股骨侧一样，传统上使用骨水泥固定假体并取得了很大的成功。在一些具有骨长入的非骨水泥生物型假体中，假体固定可靠，并且取得了令人鼓舞的早期疗效[5-6]。假体长期的使用寿命还有待确定。反对非骨水泥固定的一个可能的论点是需要截骨足够深以允许向内骨长入。

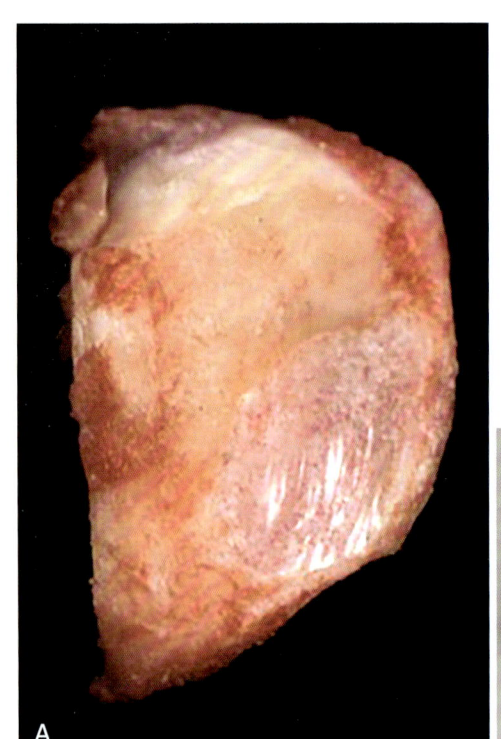

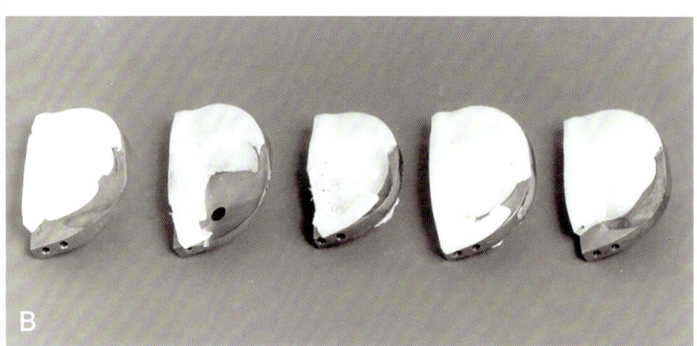

图3.6 （A）截骨标本显示内侧间室骨关节炎典型的前内侧磨损模式。（B）取出失败的金属支撑胫骨假体均显示前内侧磨损模式的恢复，并导致前方聚乙烯内衬的磨损

辅助固定

辅助固定（无论是骨水泥或非骨水泥）通过定位柱、龙骨或两者的组合来实现（见图 3.4）。当使用龙骨时必须相对较窄，而且不能太深，以免在移除时造成骨量丢失。定位柱的横截面可以是圆形的，也可以是方形的，其长度也各不相同，但需要注意的是，由于在单髁置换术中胫骨后侧显露有限，较长的后侧定位柱可能难以插入。定位柱可以是粗糙的、多孔的或有波纹的，这取决于是否使用骨水泥。

龙骨可以具有不同的深度和厚度，也可以是光滑的、粗糙的或多孔的（当使用非骨水泥固定时）。它们越深，在移除时骨量的丢失就越大。龙骨的插入不受暴露的限制。因此，一些设计提倡前定位柱和后龙骨组合（见图 3.4B）。

活动平台假体设计

股骨部分

尺寸选择

由于活动平台关节的性质主张股骨和胫骨假体之间实现最大程度的关节一致性，股骨假体具有允许较小尺寸的弧形矢状面形状。弧形形状不允许在股骨假体的前部进行解剖学覆盖。相反，其前缘凹入骨中，以防止髌骨撞击（图 3.7）。

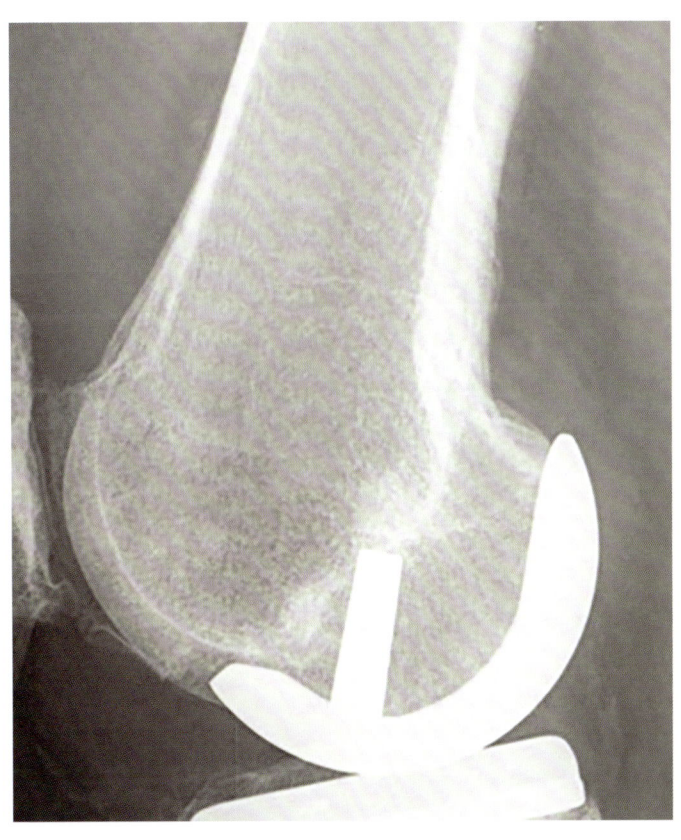

图 3.7 活动平台膝关节单髁置换术的侧位 X 线片显示手术造成的股骨前凹以减轻膝关节完全伸展时胫骨聚乙烯的潜在撞击

假体形状

如前所述,假体外侧矢状几何形状是具有连续曲率半径的弧形。内侧几何形状也保持弧形,可用铰刀塑形骨骼。后髁的截骨可以通过往复锯的方式线性截除(见第 7 章)。

冠状面关节形状也是弧形的,以允许最大限度地与可移动的聚乙烯垫片一致,该平台在抛光的胫骨托盘上活动。

对称与不对称

活动平台股骨假体是对称的,可用于左膝和右膝的任一侧髁。然而,当用于外侧间室时,它们通常意味着与固定平台胫骨假体配合使用,因为在膝关节高度屈曲时可能会出现后垫片半脱位和过度后倾。

主要固定和辅助固定

活动平台假体主要固定和辅助固定的问题与前面描述的固定平台相似。

参考文献

1. Gunston FH. Polycentric knee arthroplasty. *Clin Orthop*. 1973;94:128–135.
2. Marmor L. Results of single compartment arthroplasty with acrylic cement fixation. *Clin Orthop*. 1977;122:181–188.
3. Slamin J, Parsley B. Evolution of customization design for total knee arthroplasty. *Curr Rev Musculoskelet Med*. 2012;5(4):290–295.
4. Fitz W. Unicompartmental knee arthroplasty with use of novel patient-specific resurfacing implants and personalized jigs. *J Bone Joint Surg Am*. 2009;91(suppl 1):69–76.
5. Stempin R, Stempin K, Kaczmarek W. Medium-term outcome of cementless, mobile-bearing, unicompartmental knee arthroplasty. *Ann Transl Med*. 2019;7(3):41.
6. Campi S, Pandit H, Hooper G, et al. Ten-year survival and seven-year functional results of cementless Oxford unicompartmental knee replacement: a prospective consecutive series of our first 1000 cases. *Knee*. 2018;25(6):1231–1237.
7. Goodfellow J, O'Connor J, Murray DW. The Oxford meniscal unicompartmental knee. *J Knee Surg*. 2002;15:240–246.
8. Mohammad HR, Strickland L, Hamilton TW, Murray DW. Long-term outcomes of over 8,000 medial Oxford phase 3 unicompartmental knees-a systematic review. *Acta Orthop*. 2018;89(1):101–107.
9. White SH, Ludkowski PF, Goodfellow JW. Anteromedial osteoarthritis of the knee. *J Bone Joint Surg Br*. 1991;73:582–586.
10. McCallum JD, Scott RD. Duplication of medial erosion in unicompartmental knee arthroplasties. *J Bone Joint Surg Br*. 1995;77:726–728.
11. Scott RD. Three decades of experience with unicompartmental knee arthroplasty: mistakes made and lessons learned. *Orthopedics*. 2006;29(9):829–831.

第4章

膝关节单髁置换术失败的原因及类型

膝关节单髁置换术（UKA）失败的原因包括患者选择不当、假体设计不良、手术技术不当以及不明原因的疼痛。失败的类型包括假体松动和磨损、未手术的间室继发性退变、不稳定以及因为外周放置导针导致胫骨应力性骨折。

患者选择不当

关于UKA的患者选择，"传统的"和更新的指南在第2章中已阐述[1-2]。关于患者的选择仍然存在一些争议，预计这些标准将慢慢地持续演变。

最初由Kozinn和Scott支持的患者选择标准建议体重超过80~90 kg的患者不适合进行UKA，因为担心假体松动或下沉。这些标准是在假体设计早期制定的，当时还没有多种尺寸的假体可供选择，以更好地分散固定界面上的受力。肥胖患者因假体松动导致的失败已经变得不那么频繁[3-4]，尽管最近的一些研究仍然报道肥胖人群有较高的失败率[5-6]。患者的具体年龄、性别和活动水平可能比实际体重更容易导致失败。中等身材的中年男性出现假体松动的风险更高[2]（见第9章）。

假体设计不良

第3章讨论了假体设计不良对失败倾向的影响。主要是由于假体相对截骨面的大小不合适以及覆盖不良、固定不良、关节接触面积不足、聚乙烯质量差及固定平台关节应力过高。不精确的假体植入也可能是导致后期失败的原因。当然，随着现代假体设计和材料的发展，这些影响将不再是导致失败的普遍原因。

手术技术不当

单髁置换术在技术上比全膝关节置换术更具挑战性。未进行手术的间室在关节置换术中必须保持其一致性和平衡性不受影响。几十年来，UKA大约只占膝关节置换术的6%[7]，直到最近这个比例才上升到10%~15%。更多的UKA是在拥有丰富经验和专业化的医生实践中进行的（高达80%）；相反，一些医生甚至从未考虑过这种选择。

技术错误包括矫正过度、矫正不足、假体不一致、髌骨撞击、假体位置不良和骨水泥残留。第6章列举并说明了避免这些错误的策略。

不明原因的疼痛

在UKA中，不明原因的疼痛在翻修术中并不罕见[8]。在这些病例中，X线片并没有显示出患者症状的明显原因，手术中通常也无法确定明确的原因。由于UKA有两个未置换的间室，医生在这种情况下更有可能建议进行翻修，特别是如果他们不是UKA手术的支持者，而且

21

也没有相关经验。相反，在 TKA 中，当失败的原因不明时，不太可能推荐患者翻修。

假体松动和磨损

随着假体设计的发展以及手术技术、假体形状和聚乙烯材料的改进，这些问题随着时间的推移变得不那么频繁了。然而，尽管不太常见，胫骨假体松动仍然是 UKA 失败的主要原因（有关介绍手术技术在减少晚期并发症中作用的详细信息，请参阅第 6 章和第 7 章）。

未进行手术间室的继发性退变

这通常是晚期并发症。当对侧间室退变时，其原因可能仅仅是关节置换术中骨关节炎的"正常"进展（图 4.1），或者是患者疾病中炎症成分的晚期出现。例如，患者可能在行关节置换术时被诊断为假性痛风（软骨钙质沉着症），但随后发展为慢性疾病。诊断为隐匿期类风湿关节炎也可能变成活动期。

然而，更常见的是，过度矫正后发生了对侧间室的继发性退变（图 4.2）。

不稳定

由于不稳定导致的 UKA 失败几乎总是早期并发症，需要早期进行翻修（图 4.3）。它最有可能在关节置换术完成时出现，但直到患者康复期间才被发现。

胫骨应力性骨折

这种并发症是可以避免的，最有可能是在关节置换术时通过用于截骨导板的外周导针在胫骨处应力增强造成的[9]（图 4.4）。

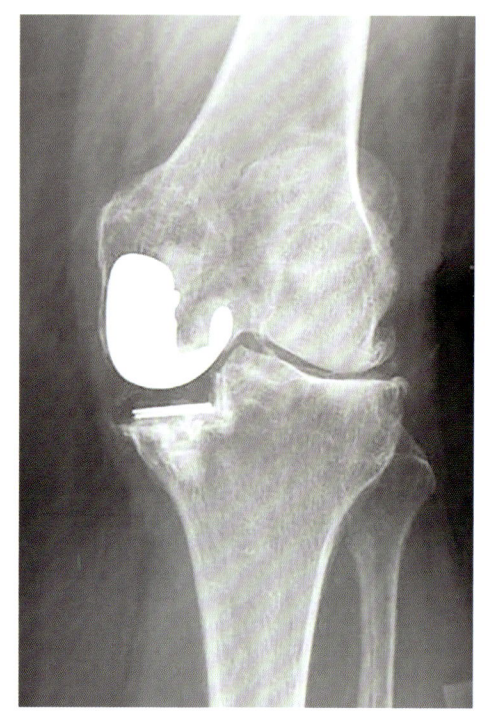

图 4.1　内侧单髁置换术后 24 年的 X 线片显示由于未进行手术的外侧间室继发性退变而失败

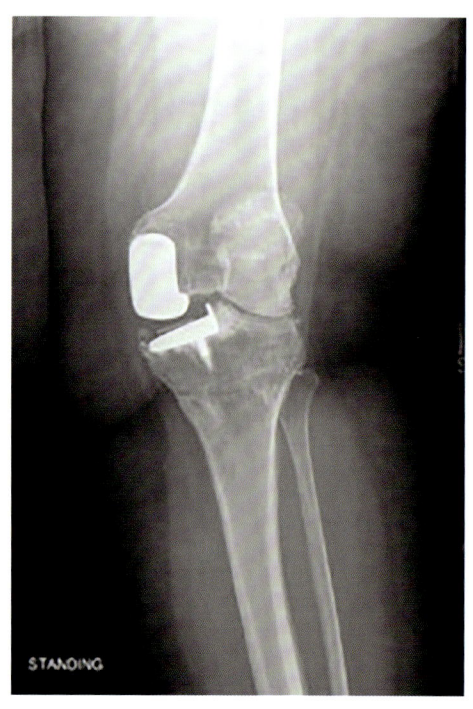

图 4.2　过度矫正单髁置换术的 X 线片

参考文献

1. Kozinn SC, Scott RD. Unicondylar knee arthroplasty: current concepts review. *J Bone Joint Surg Am*. 1989;71: 145–150.
2. Berend KR, Berend ME, Dalury DF, Argenson J, Dodd CA, Scott RD. Consensus statement on indications and contraindications for medial unicompartmental knee arthroplasty. *J Surg Orthop Adv*. 2015;24(4):252–256.
3. Molloy J, Kennedy J, Jenkins C, Mellon S, Dodd C, Murray D. Obesity should not be considered a contraindication to medial Oxford UKA: long-term patient-reported outcomes and implant survival in 1000 knees. *Knee Surg Sports Traumatol Arthrosc*. 2019; 27(7):2259–2265.
4. Cavaignac E, Lafontan V, Reina N, et al. Obesity has no adverse effect on the outcome of unicompartmental knee replacement at a minimum follow-up of seven years. *Bone Joint J*. 2013;95-B(8):1064–1068.
5. Nettrour JF, Ellis RT, Hansen BJ, Keeney JA. High failure rates for unicompartmental knee arthroplasty in morbidly obese patients: a two-year minimum follow-up study. *J Arthroplasty*. 2020;35(4):989–996.
6. Kandil A, Werner BC, Gwathmey WF, Browne JA. Obesity, morbid obesity and their related medical comorbidities are

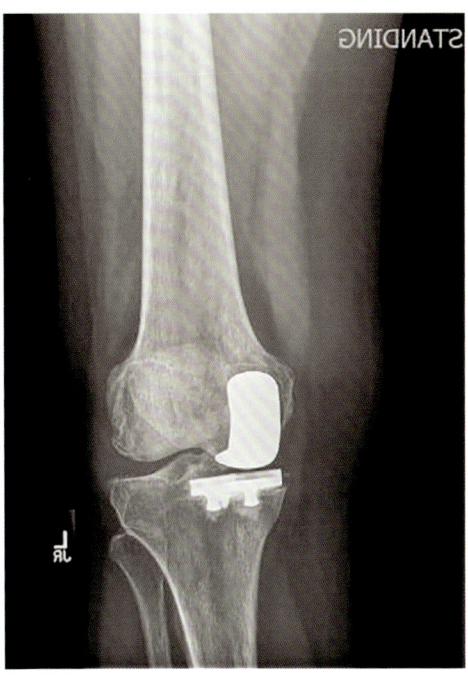

图 4.3 一个矫正不足的单髁置换术的 X 线片，由于内侧副韧带张力未恢复而导致不稳定

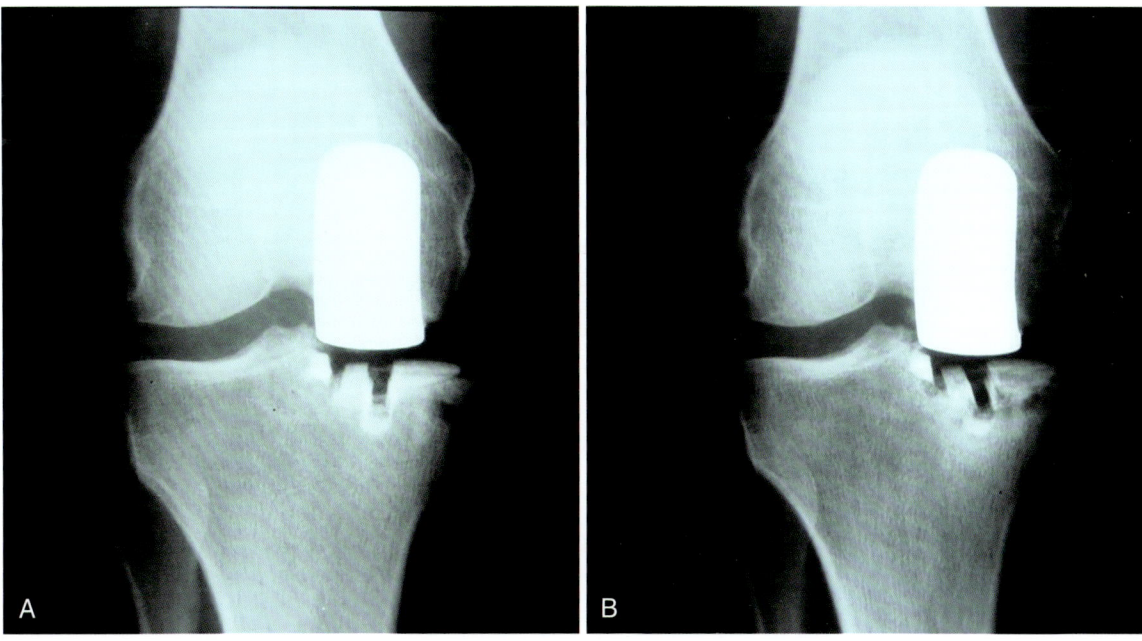

图 4.4 （A）术后 X 线片显示胫骨近端周围有一个凹槽，手术中放置了用于截骨的导针。（B）术后几周的 X 线片显示，通过导针凹槽出现应力性骨折

associated with increased complications and revision rates after unicompartmental knee arthroplasty. *J Arthroplasty*. 2015;30(3):456–460.
7. Stern SH, Becker MW, Insall JN. Unicondylar knee arthroplasty: an evaluation of selection criteria. *Clin Orthop*. 1993; 286:143–148.
8. El-Galaly A, Kappel A, Nielsen PT, Jensen SL. Revision risk for total knee arthroplasty converted from medial unicompartmental knee arthroplasty: comparison with primary and revision arthroplasties, based on mid-term results from the Danish Knee Arthroplasty Registry. *J Bone Joint Surg Am*. 2019;101(22): 1999–2006.
9. Brumby SA, Carrington R, Zayontz S, Reish T, Scott RD. Tibial plateau stress fracture: a complication of unicompartmental knee arthroplasty using 4 guide pins. *J Arthroplasty*. 2003;18:809–812.

第5章

膝关节单髁置换术的结果

如第1章所述，20世纪70年代末发表的关于单髁置换术（UKA）治疗内侧间室骨关节炎的初始报道令人失望[1-2]。几年后，Scott和Santore发表了使用单髁假体后有利的结果[3]。他们对100例膝关节进行了2~6年的随访，其间进行了3次翻修手术，在这个短期随访中，每年的翻修率约为1%，平均屈曲度为114°，明显优于使用双间室关节置换术的同期报道，该随访至5~9年（平均7年）时，进行了7次翻修，每年翻修率为1%[4]。在同一随访中膝关节三间室置换术患者每年的翻修率也为1%[5]。有了这些信息，人们对膝关节单髁置换术的热情开始增长。支持者认为当膝关节需要关节置换时，且患者符合单髁置换术的标准，进行这种手术是合理的。该方法在截骨方面是保守的，保留了两条交叉韧带，使膝关节的活动范围优于全膝关节置换术（TKA），具有竞争性的生存率，并且在将来需要翻修时相对容易（见第10章）。

随着单髁置换术经验的增加，其适应证被扩大，数量增加，结果现在可以分为多个不同的类别，如"典型患者"和"非典型患者"，如前交叉韧带（ACL）缺失患者、骨坏死患者、中年患者和80岁以上的患者。这些类别将在第9章中进行更详细的讨论。

"典型患者"的结果

UKA是治疗孤立的内侧间室或外侧间室骨关节炎的一种有吸引力和可靠的选择。与TKA相比，UKA具有改善功能、患者满意度更高、保留膝关节运动、恢复更快、骨量保留更多、并发症更少等优点[6-10]。同样，在10年和15年的随访中，UKA比胫骨高位截骨术有更长的生存期和更少的并发症[11]。

对多个假体的10年随访一致表明，当假体生存定义为未进行翻修和发生放射学松动迹象时，UKA的假体生存率超过90%[12-15]。国家注册数据显示，在手术量多的外科医生（≥30例/年）中，非骨水泥和骨水泥UKA都是如此。非骨水泥UKA的10年假体生存率为97.5%，骨水泥UKA的10年假体生存率为94.2%。对于手术量少（<10例/年）和手术量适中（10~29例/年）的外科医生，非骨水泥UKA的10年假体生存率分别为86.8%和94.3%[16]。一项包含15项研究和8658例膝关节的牛津内侧单髁置换术的meta分析显示，每100个假体年翻修率为0.74%，对应的10年假体生存率为93%，15年生存率为89%[17]。作者还发现，在患者报告的结果、医疗并发症发生率和非翻修再手术率方面，UKA优于TKA[17]。UKA的翻修率高于TKA，通常是将UKA转化为TKA，但UKA的总体非翻修再手术率低于TKA[17]。

除了长期假体生存率之外，经过精心挑选的接受 UKA 的患者具有出色的功能结果，通常优于 TKA 的报道。例如，接受 UKA 的患者有更好的股四头肌力量、更好的关节活动度、更快的恢复和更低的并发症发生率[10, 12, 18, 19]。

然而，尽管 UKA 有诸多优势，但 UKA 的长期假体生存率仍不如 TKA[12,20]。无菌性松动、疼痛、感染、聚乙烯不均匀磨损和骨关节炎进展是翻修的常见原因[21-24]。有人提出，这些失败和翻修的部分原因可能是患者选择不当、术后肢体力线不佳和假体放置不良[21-24]。Chatellard 等的一项研究表明，假体生存率低与胫骨坡度和胫骨后倾分别超过 3°和 5°偏差有关[22]。其他研究同样将早期失败归因于假体放置不当和软组织不平衡[24]。有研究认为术前畸形角度的矫正不足可以降低过度填充的风险，从而减少聚乙烯垫片的磨损[12]。

综上所述，经过精心挑选的患者在接受 UKA 后表现良好，如果配合良好的手术技术，其假体生存率非常高，每年随访的失败率不到 1%。

参考文献

1. Insall J, Walker P. Unicondylar knee replacement. *Clin Orthop Relat Res*. 1976:(120);83–85.
2. Laskin R. Unicompartmental tibiofemoral resurfacing arthroplasty. *J Bone Joint Surg Am*. 1978;60:182–185.
3. Scott RD, Santore RF. Unicondylar unicompartment replacement for osteoarthritis of the knee. *J Bone Joint Surg Am*. 1981;63:536–544.
4. Scott RD, Cobb AG, McQueary FG, Thornhill TS. Unicompartmental knee arthroplasty. Eight- to 12-year follow-up evaluation with survivorship analysis. *Clin Orthop Relat Res*. 1992;(271):96–100.
5. Insall JN, Hood RW, Flawn LB, Sullivan DJ. The total condylar knee prosthesis in gonarthrosis. A five to nine-year follow-up of the first one hundred consecutive replacements. *J Bone Joint Surg Am*. 1983;65:619–628.
6. Flury A, Hasler J, Dimitriou D, Antoniadis A, Finsterwald M, Helmy N. Midterm clinical and radiographic outcomes of 115 consecutive patient-specific unicompartmental knee arthroplasties. *Knee*. 2019;26:889–896.
7. Bell SW, Anthony I, Jones B, MacLean A, Rowe P, Blyth M. Improved accuracy of component positioning with robotic-assisted unicompartmental knee arthroplasty. *J Bone Joint Surg Am*. 2016;98:627–635.
8. Patil S, Colwell CW, Ezzet KA, D'Lima DD. Can normal knee kinematics be restored with unicompartmental knee replacement? *J Bone Joint Surg Am*. 2005;87:332–338.
9. Morris MJ, Molli RG, Berend KR, Lombardi AV. Mortality and perioperative complications after unicompartmental knee arthroplasty. *Knee*. 2013;20:218–220.
10. Chassin EP, Mikosz RP, Andriacchi TP, Rosenberg AG. Functional analysis of cemented medial unicompartmental knee arthroplasty. *J Arthroplasty*. 1996;11:553–559.
11. Weale AE, Newman JH. Unicompartmental arthroplasty and high tibial osteotomy for osteoarthrosis of the knee. A comparative study with a 12- to 17-year follow-up period. *Clin Orthop Relat Res*. 1994;(302):134–137.
12. Berger RA, Meneghini RM, Jacobs JJ, et al. Results of unicompartmental knee arthroplasty at a minimum of ten years of follow-up. *J Bone Joint Surg Am*. 2005;87:999–1006.
13. Murray DW, Goodfellow JW, O'Connor JJ. The Oxford medial unicompartmental arthroplasty. A ten-year survival study. *J Bone Joint Surg Br*. 1998;80:983–989.
14. Squire MW, Callaghan JJ, Goetz DD, Sullivan PM, Johnston RC. Unicompartmental knee replacement. A minimum 15 year followup study. *Clin Orthop Relat Res*. 1999;(367):61–72.
15. Svärd UC, Price AJ. Oxford medial unicompartmental knee arthroplasty. A survival analysis of an independent series. *J Bone Joint Surg Br*. 2001;83:191–194.
16. Mohammad HR, Matharu GS, Judge A, Murray DW. The effect of surgeon caseload on the relative revision rate of cemented and cementless unicompartmental knee replacements: an analysis from the National Joint Registry for England, Wales, Northern Ireland and the Isle of Man. *J Bone Joint Surg Am*. 2020;102:644–653.
17. Mohammad HR, Strickland L, Hamilton TW, Murray DW. Long-term outcomes of over 8,000 medial Oxford phase 3 unicompartmental knees-a systematic review. *Acta Orthop*. 2018;89:101–107.
18. Andriacchi TP, Galante JO, Fermier RW. The influence of total knee-replacement design on walking and stair-climbing. *J Bone Joint Surg Am*. 1982;64(9):1328–1335.
19. Kievit AJ, Kuijer PPFM, de Haan LJ, et al. Patients return to work sooner after unicompartmental knee arthroplasty than after total knee arthroplasty. *Knee Surg Sports Traumatol Arthrosc*. 2020;28:2905–2916.
20. Newman J, Pydisetty RV, Ackroyd C. Unicompartmental or total knee replacement: the 15-year results of a prospective randomised controlled trial. *J Bone Joint Surg Br*. 2009;91:52–57.
21. Hernigou P, Deschamps G. Alignment influences wear in

the knee after medial unicompartmental arthroplasty. *Clin Orthop Relat Res*. 2004;(423):161–165. doi:10.1097/01.blo.0000128285.90459.12.

22. Chatellard R, Sauleau V, Colmar M, Robert H, Raynaud G, Brilhault J. Medial unicompartmental knee arthroplasty: does tibial component position influence clinical outcomes and arthroplasty survival? *Orthop Traumatol Surg Res*. 2013;99:S219–S225.

23. Pearle AD, van der List JP, Lee L, Coon TM, Borus TA, Roche MW. Survivorship and patient satisfaction of robotic-assisted medial unicompartmental knee arthroplasty at a minimum two-year follow-up. *Knee*. 2017;24:419–428.

24. Epinette JA, Brunschweiler B, Mertl P, Mole D, Cazenave A. Unicompartmental knee arthroplasty modes of failure: wear is not the main reason for failure: a multicentre study of 418 failed knees. *Orthop Traumatol Surg Res*. 2012;98:S124–S130.

内侧固定平台膝关节单髁置换术的手术技术

术中确认患者适合手术的条件

即使根据术前 X 线片和体格检查计划为患者实施膝关节单髁置换术（UKA），术者也必须在术中切开关节时再次确认患者是否为合适的手术对象。虽然在满足一定条件时，即使前交叉韧带（ACL）不完整也可以进行固定平台单髁置换术（见第 9 章），但一般来说行手术治疗的患者前后交叉韧带均应是完整的。

另外，不应该出现明显的胫骨-股骨半脱位的迹象。这种不稳定性表现在股骨外侧髁的内侧面会出现所谓的"接吻损伤"。这种损伤通常是胫骨棘外侧与股骨外侧髁撞击引起的骨质继发性损伤，还会伴随骨赘形成。尽管这种损伤通常在术前 X 线片中就可以被发现（特别是屈曲前后位 X 线片上），但术中评估对于明确其意义仍十分重要。大面积的损伤表明可能无法通过 UKA 来恢复膝关节的内外侧稳定性，而小面积的损伤则仅需清理撞击骨赘即可（图 6.1）。

在行 UKA 时，对侧间室的病变不应超过 I 级[1]。髌股关节间室的损伤不应超过 III 级，但是髌骨外侧关节面存在硬化骨可能是该手术的禁忌[2]。严重的炎性滑膜炎是手术的绝对禁忌证，特别是在痛风或假性痛风疾病时出现了结晶性的改变。但如果手术中没有滑膜的炎性改变，并且患者既往也没有关节内炎症发作的病史，许多外科医生不认为结晶性病变是 UKA 的禁忌证。

通用的手术技术

以下是关于固定平台 UKA 的通用的技术。每种假体设计在对齐校准、截骨用具和假体固定方式（如定位柱或龙骨）方面都有个性化特征。第 7 章就论述了活动平台技术。

基本原则

UKA 的一个显著优势是其潜在的保护性，它保留了交叉韧带、对侧间室和髌股关节。如果假体设计和手术技术坚持保守，那么在被置换的间室中，骨质也可以得到保留。我们的目的是得到这样一种方式的单髁置换术：在未来任何时期进行翻修时都无需额外的手术操作。在内侧 UKA 翻修时，出现的唯一不足可能是胫骨侧的假体下沉问题。幸运的是，在 UKA 中发现骨质溶解情况极为罕见。

以下是内侧单髁置换术的基本原则：
- 保守性的胫骨侧先行截骨
- 评估由此产生的屈曲和伸直间隙
- 间隙平衡
- 在正确的对线和间距下进行股骨远端截骨
- 在 90° 屈曲时对股骨进行尺寸测量和相对于胫骨的对齐
- 完成股骨远端的制备
- 测量、定位，完成胫骨的制备
- 用试验模型组件确定肢体的对线和假体的方向
- 植入假体

第 6 章

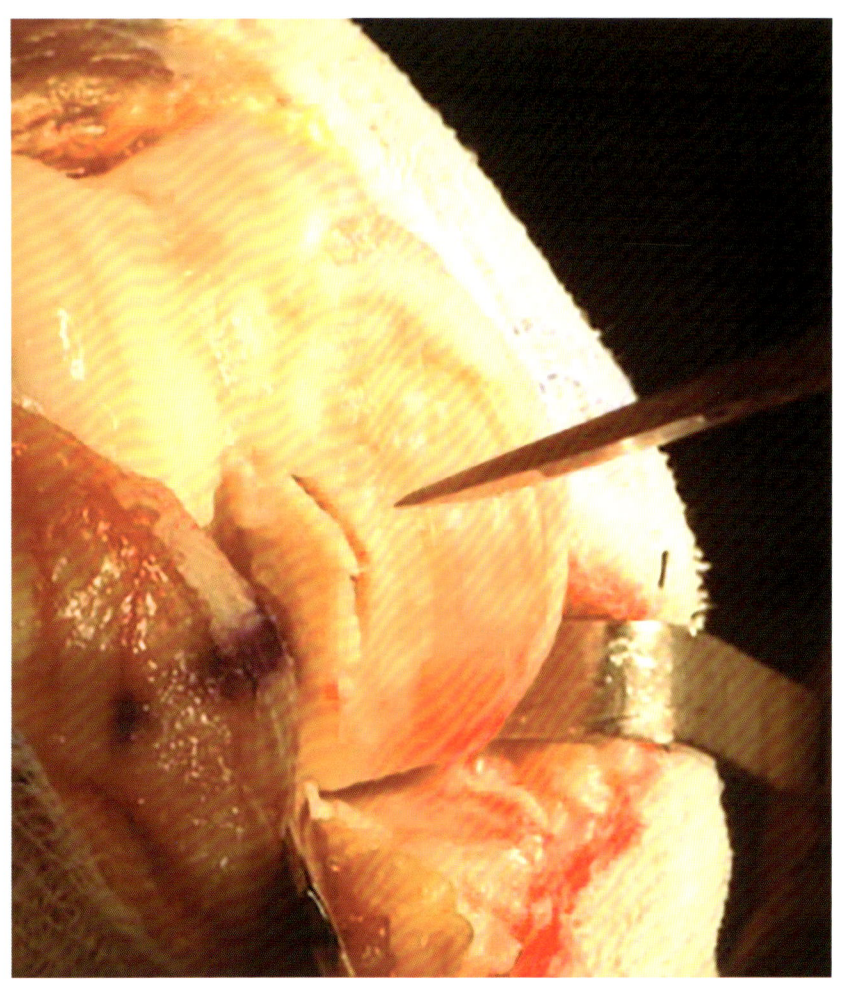

图 6.1 应去除股骨髁间的骨赘，这样可以明确股骨内侧髁的解剖结构，处理存在的髁间撞击，并为胫骨截骨的往复锯提供空间

术前规划

为了实现保守性地胫骨截骨准备，术前应使用前后位 X 线片来规划截骨平面。在 X 线片上，沿着与胫骨长轴呈 90° 角的方向绘制该保守截骨线（图 6.2）。截骨的水平在外侧胫骨平台应位于关节线水平以下 8~10 mm。无论是内侧间室还是外侧间室关节置换术，初始胫骨截骨的水平都不应低于该线。对于内侧间室置换而言，应从该线与平台内侧骨面相交处开始截骨。对于大多数膝关节，内侧胫骨平台的截骨应该在 0~2 mm。这个截骨是有意义的，因为从作者的经验来看，关节线距离胫骨平台外缘的水平每增高 1 mm，膝关节角度大约可以矫正 1°。因此，如果外侧平台截骨高度为 0，并且使用了 7 mm 胫骨假体，膝关节大约可以矫正 7°。这可以在解剖学意义上将 UKA 受术者的膝关节由 3° 内翻转变为 4° 外翻（图 6.3）。

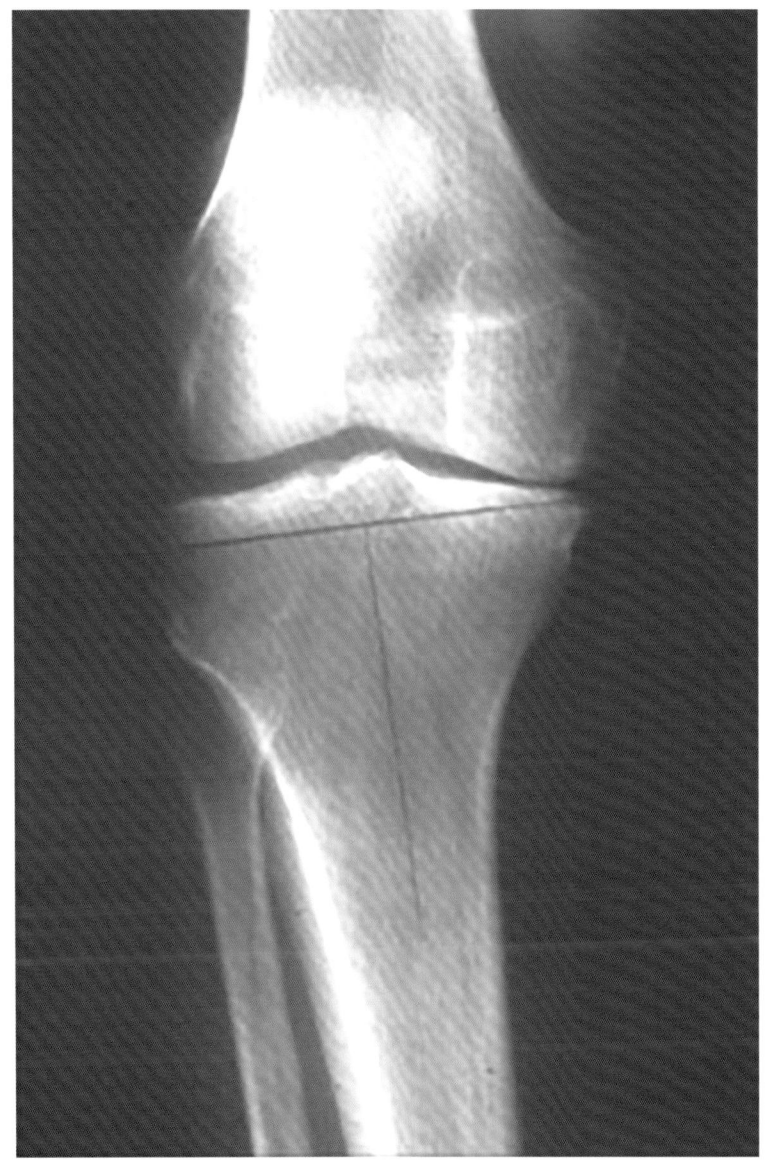

图 6.2 内侧单髁置换术的术前规划包括画出全膝关节的保守截骨线,它与胫骨长轴呈 90°,位于关节线以下 8~10 mm。胫骨平台内侧的截骨量通常是 0~2 mm,如 X 线片所示

手术显露

传统上,内侧 UKA 操作是通过髌骨旁切开的方法来达到标准的全膝关节显露,髌骨将完全外翻。

应注意不要损伤外侧半月板前角,这种显露使术者有机会完全探查膝关节,并在术中决定患者是否适合行 UKA 手术。

现在,小切口单髁置换术已成为标准[3]。较短的切口可以缩短住院时间(甚至可能是门诊手术),并且由于股四头肌干扰较少,恢复也

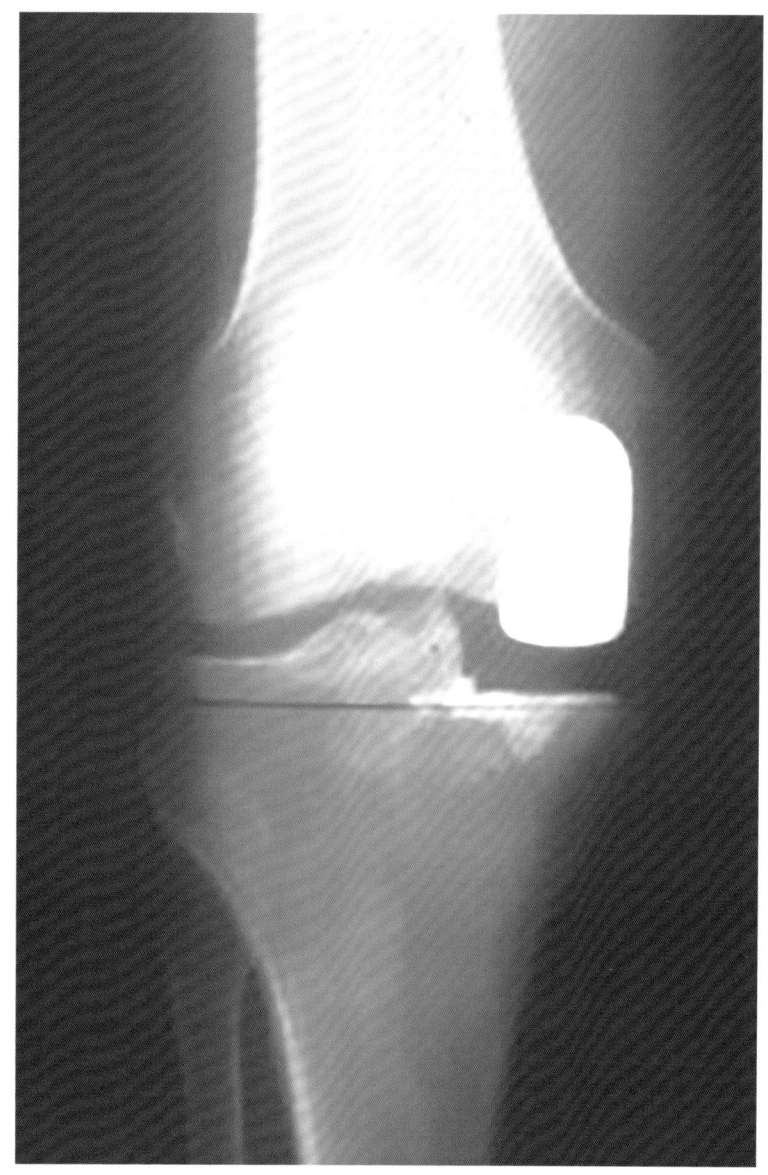

图 6.3 术后的 X 线片展示了胫骨内侧平台外周进行零切迹胫骨切除,安装 7 mm 的胫骨假体,纠正了术前的解剖学对线

更快。如果有术者喜欢稍大一些的关节切开术,只要髌骨向外侧半脱位而不是完全翻转,快速恢复仍然是有可能的。

通常使用比全膝关节置换术(TKA)稍短的皮肤切口是合适的。长度为 8~10 cm。关节切开从髌骨上极的上方开始,终止于胫骨结节的中部。通常可以通过将膝关节屈曲 30°~40°后手动使髌骨实现半脱位来完成对关节的充分检查。通过触摸髌骨可以检测其表面的硬化骨。使用诸如弯曲 Hohmann 牵开器将其锚定在髁间窝中，并维持髌骨处于半脱位的位置（图6.4）。关于外侧间室置换的显露，请参阅第8章。

内侧显露的要素

在截骨前，应明确解剖结构。标记出股骨内侧和髁间的骨赘增生位置以及内侧关节前方被称作"潮汐线"的位置（图6.5A）。然后去除内侧及髁间的骨赘，以明确内侧髁的真正内外径（图6.5B）。去除了髁间的骨赘也消除了它们与胫骨棘之间潜在的撞击可能，并且为沿着胫骨棘进行切除提供了空间。切除了内侧骨赘还可以松解内侧副韧带（medial collateral ligament MCL），被动地矫正了关节畸形（图6.6）。

股骨髁的软骨下磨损可以用标记笔或电刀来标记。这为进行股骨假体的正确旋转对齐提供了最初的指导（图6.7）随着骨床准备的完善和试模的放置，最终确定了股骨和胫骨假体的旋转对线位置。

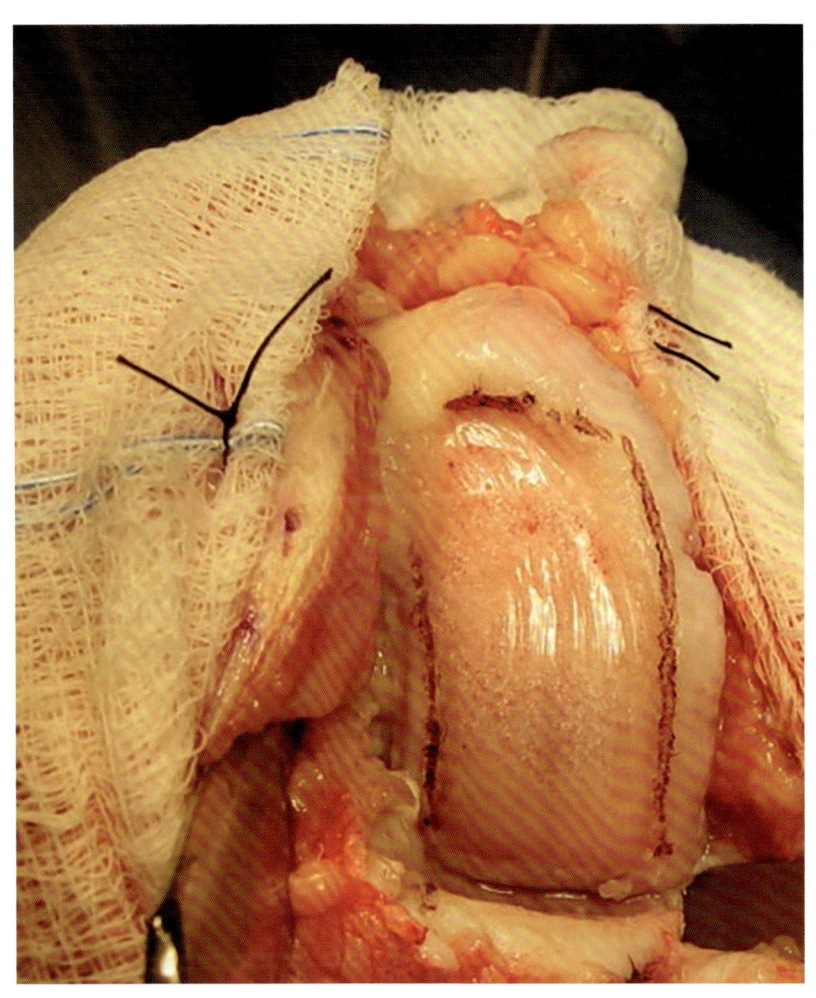

图6.4 较小切口的内侧关节切开术中通过使用弯曲Hohmann牵开器来维持髌骨半脱位状态，可以实现内侧间室的良好显露

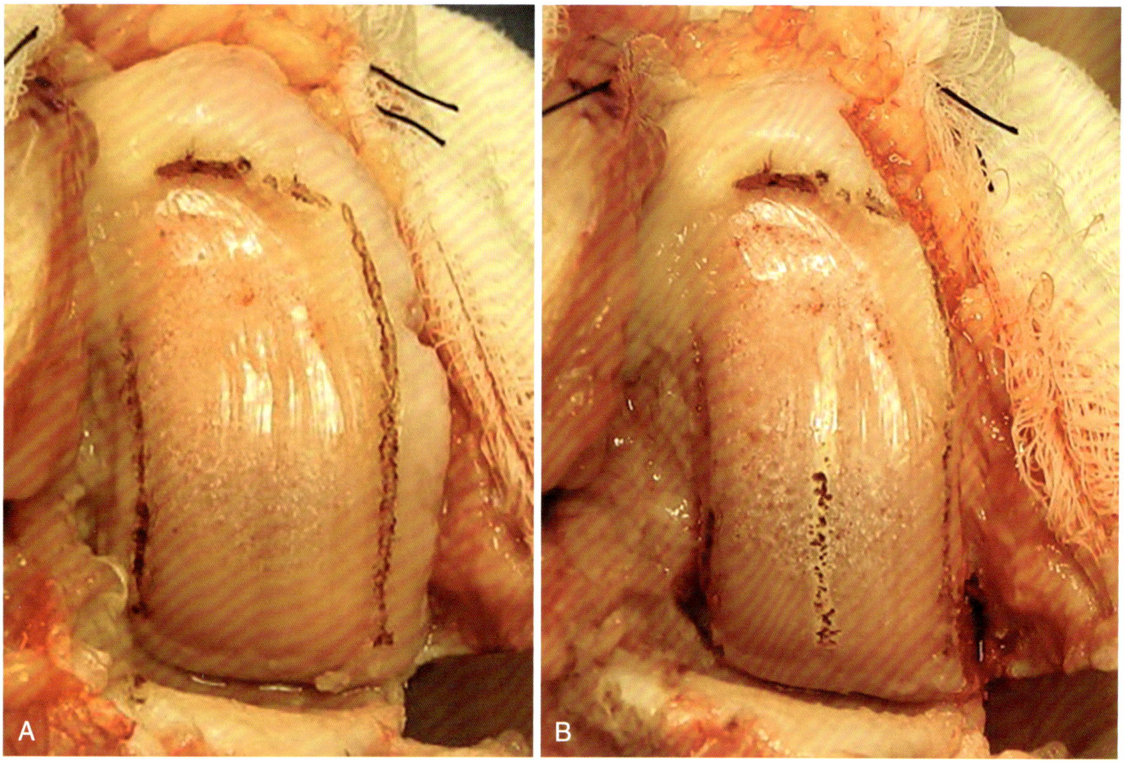

图 6.5 （A）在这个股骨内侧髁独立视图中，"潮汐线"——即滑车软骨与硬化股骨髁骨的交界处很容易被明确界定，同时还可以清晰地看到髁间和股骨骨赘。（B）已经去除了骨赘，精确地展示股骨髁的解剖结构

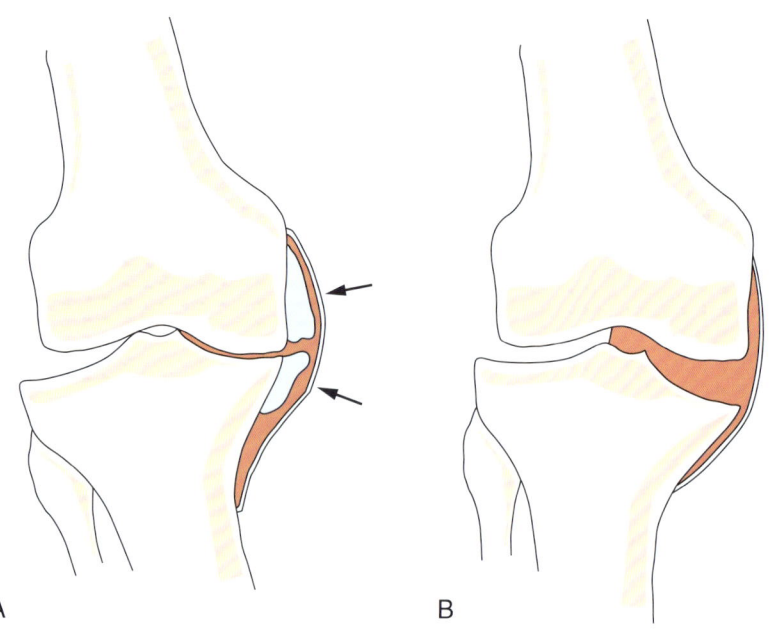

图 6.6 （A）示意图展示了在内翻骨性关节炎中典型的内侧股骨和胫骨的骨赘，它们像帐篷一样撑起了内侧副韧带。（B）去除骨赘后，韧带松弛并矫正内翻畸形

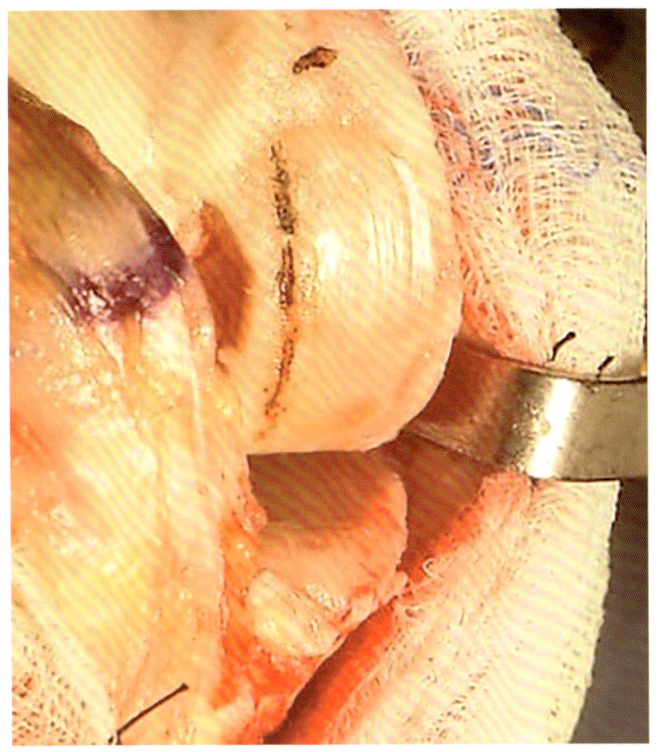

图 6.7　股骨表面的软骨 - 骨磨损已用电刀烧灼标记出来

胫骨侧的准备

这里所描述的内容适用于"贴面式"（on-lay）胫骨假体的技术，而对于"内嵌式"（in-lay）技术，一般准备原则也是相同的。应采取措施保护内侧副韧带免受损伤。内侧半月板前 1/3 切除后，应该在内侧副韧带深部和胫骨平台之间确定一个切入点。在这个水平，用一把弯曲的、宽 1 cm 的骨刀沿胫骨平台切线方向插入。骨刀一半位于平台上方，一半位于平台下方。然后沿着平台边缘用锤子敲击骨刀直至到达半膜肌囊的位置。这样就制造出了一条插入牵开器的路径，在胫骨操作过程中可以保护内侧副韧带。

应用外部胫骨对线导板，截骨水平基于术前规划并进行保守地切除（见图 6.8，另见图 6.2）。内翻/外翻对线应大致垂直于胫骨的长轴，初始后倾角应介于 3°~5°。不能使用此后倾角度值的例外情况是：确实存在前交叉韧带（ACL）缺陷的膝关节（参见第 9 章）以及后倾角度限制在 0°~3° 的外侧间室关节置换术（见第 8 章）。

如果要用固定钉来稳定定位夹具，建议只使用 1 枚内侧的固定钉。接近内侧皮质的固定钉与术后应力性骨折有关，同样的，需要应用多枚稳定钉的技术也与它相关[4]（图 6.9）。截骨时必须使用窄的摆动锯片，以避免切割胫骨棘或损伤内侧软组织（图 6.10）。

在完成水平截骨后，使用往复锯沿着胫骨棘进行垂直切割，这个切割方向应大致与胫骨软骨 - 骨磨损的方向相平行。如前所述，可能需要去除内侧股骨骨赘以便为往复锯提供操作空间。这个切割的位置通常是在内侧胫骨棘斜坡的一半高度处（图 6.11）。由于在内侧骨关节炎中，股骨和胫骨的后方通常仍有软骨残

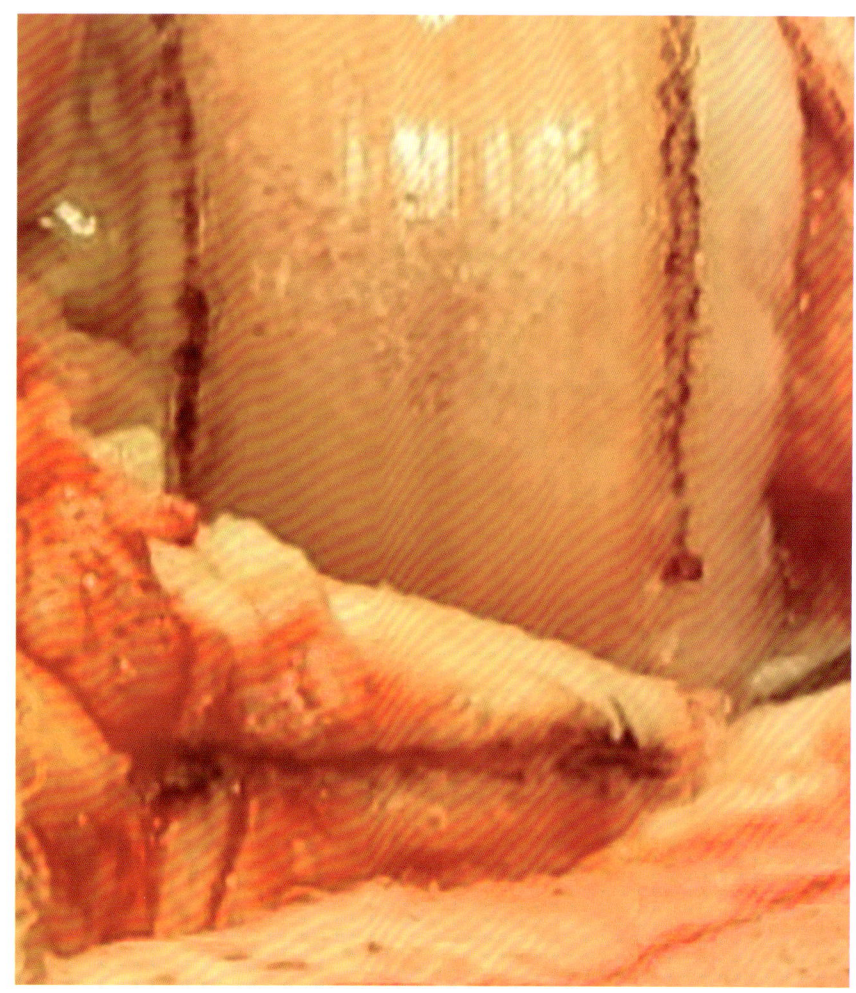

图 6.8　已经在胫骨上标出了一条保守的初始胫骨截骨线,以便与术前规划的切线相匹配(另见图 6.2)

留,所以取出切除的胫骨时在膝关节伸直位比屈曲位更容易。切除的骨可以在膝关节屈曲时用 Kocher 钳抓住,然后在伸直时拉出。切除的部分通常会显示胫骨前端和内侧的磨损模式(图 6.12)。

在膝关节伸直情况下,用最薄的胫骨试模插入切除胫骨近端后创造的空间内(图 6.13)。如果这个胫骨厚度正确,膝关节应该能够完全伸直,解剖对线应该介于 2°~5° 的外翻位置。膝关节应该能够承受外翻应力而保持稳定。在外翻应力下,内侧间隙可以适当地张开 1 mm 或 2 mm,但在应力释放后不应继续保持这种张开的状态。如果对线矫正不足或内侧松弛,就需要使用更厚的试模插入。或者还可以减少股骨远端截骨,以缩紧伸直间隙。选择何种方式取决于相应的屈曲间隙。例如,如果伸直间隙和屈曲间隙都松弛,那么使用更厚的胫骨垫片是合适的。如果伸直间隙松弛但屈曲间隙合适,建议减少股骨远端的截骨厚度。

一旦确立了伸直间隙,则在屈曲状态下测

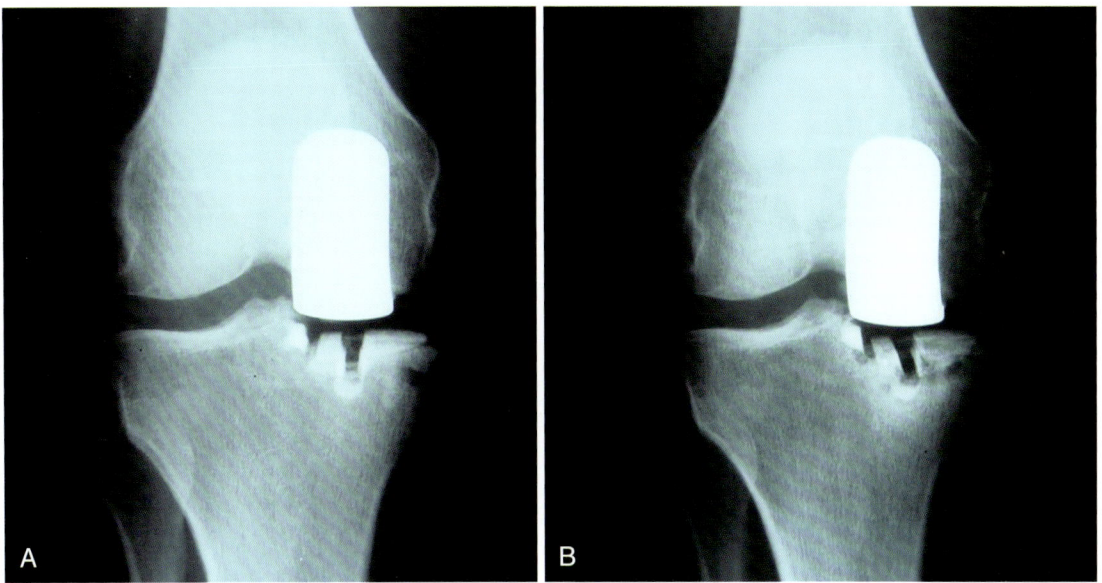

图 6.9 （A）为了对线导板而放置的外周固定钉孔产生了应力集中。（B）在此病例中，术后应力性骨折发生在固定钉孔处

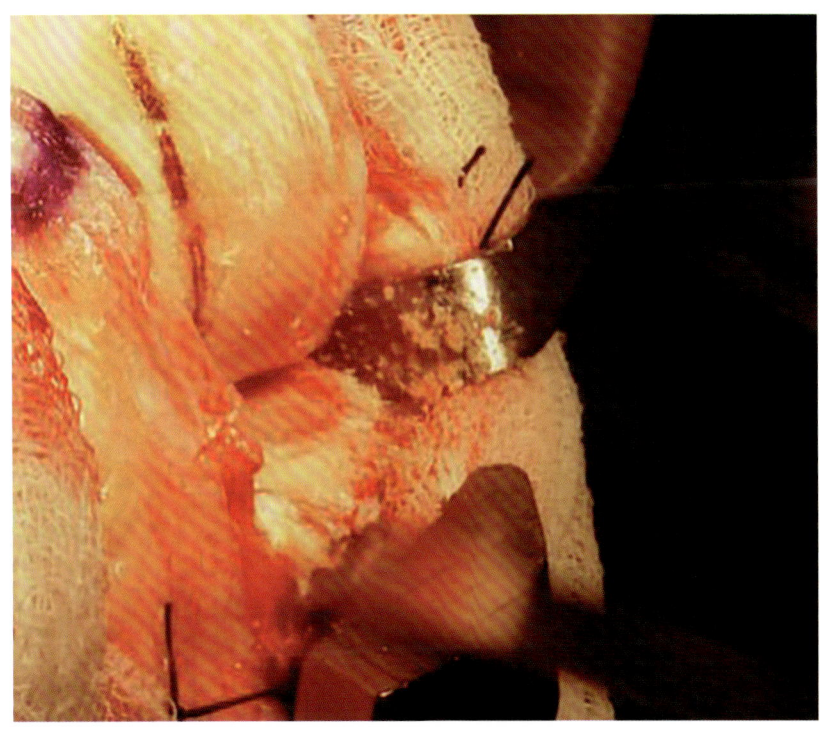

图 6.10 术中照片显示在进行胫骨截骨时内侧牵开器对软组织的保护

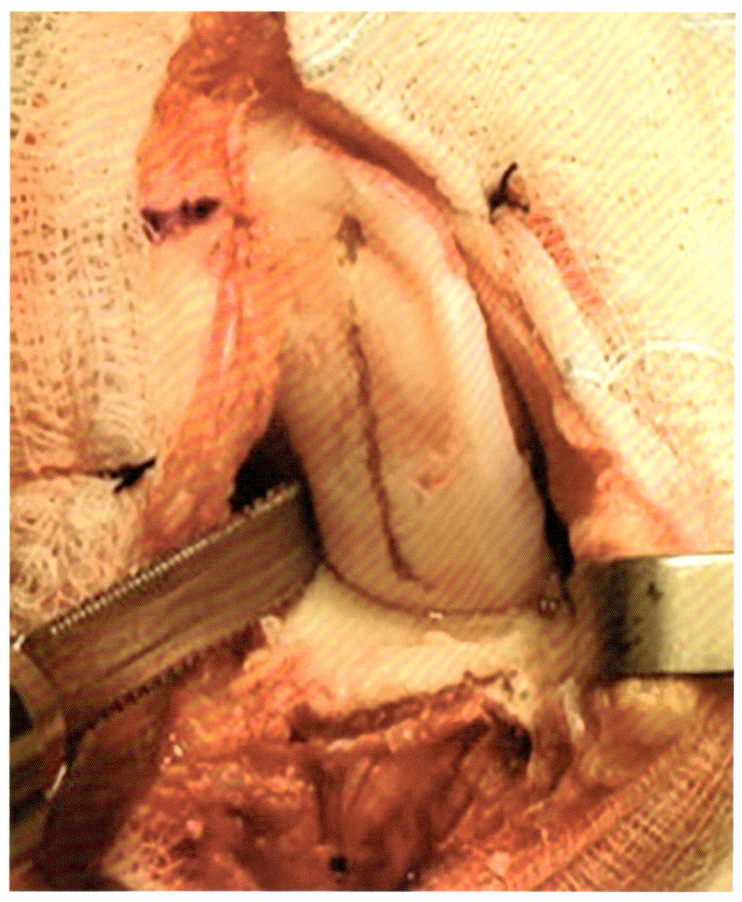

图 6.11　胫骨截骨是在内侧胫骨棘斜坡的一半高处进行垂直切割

试相同厚度的胫骨试模假体。在测试过程中应该放松内侧牵开装置，否则可能会产生一种错误的紧固感。在理想情况下，保持伸直稳定性的试模可以在膝关节屈曲 90°的情况下很容易滑入后髁下（图 6.14）。在屈曲时稍微偏向松弛比稍微偏向紧张更好。为了解决在屈曲位胫骨切除厚度引起的膝关节紧张度的相关问题，试模应在屈曲位时推入到与后髁贴合处（图 6.15）。为了增加屈曲时的空间，我们会标记一条平行于假体顶部的线去标明必须要切除的剩余软骨的量。可以用窄的摆锯来完成。切除的厚度通常是 1~2 mm，并且通常只切除残余的后髁软骨。

如果屈伸间隙都紧张，可以多切除一部分胫骨，但术者必须尽可能多地保留胫骨端。如果屈曲间隙良好但伸直间隙紧张，可以切除比预计的股骨远端假体厚度更多一点的股骨部分。如果屈曲间隙良好但伸直间隙松弛，则说明股骨远端截骨不足。

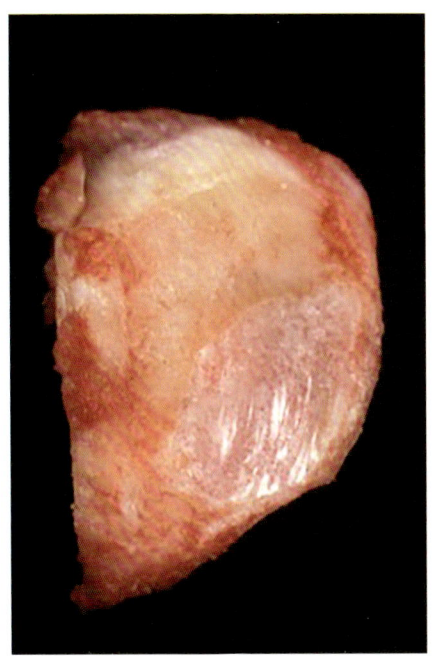

图 6.12　切除的胫骨展示了内侧骨性关节炎中典型的前内侧磨损

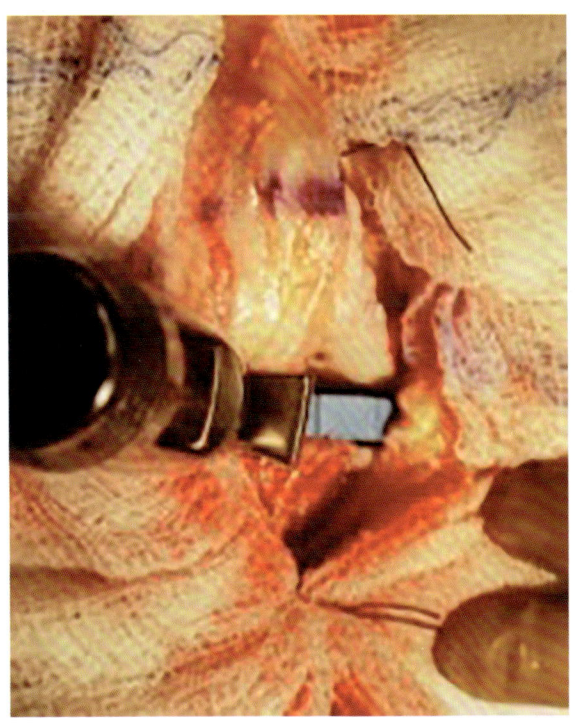

图 6.13　已插入最薄的胫骨试模，并将膝关节伸直以评估其对于对线和稳定性的影响。建立伸直间隙时，在膝关节可以完全伸直（不是过度伸直）时切除的胫骨厚度可以恢复下肢力线和关节稳定性

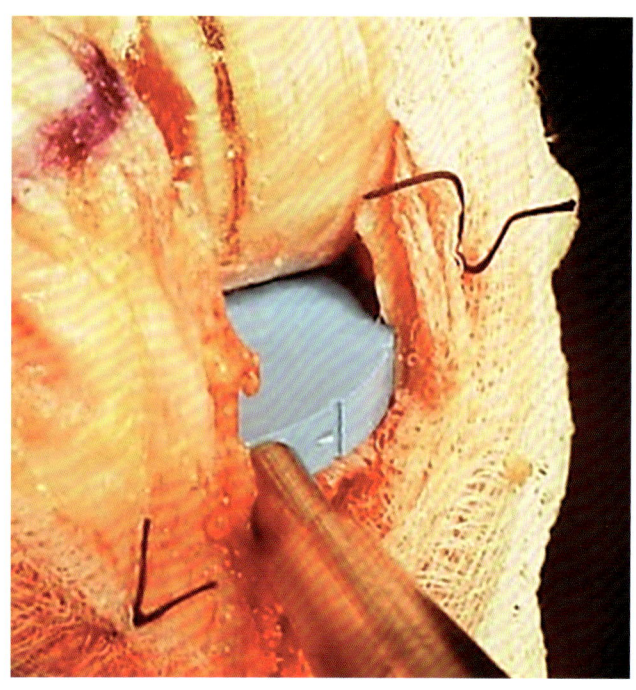

图 6.14 选择与伸直时相同厚度的胫骨试模在膝关节屈曲 90° 时进行评估。此时，所有内侧牵开装置都应被移除或不再牵拉（见正文）

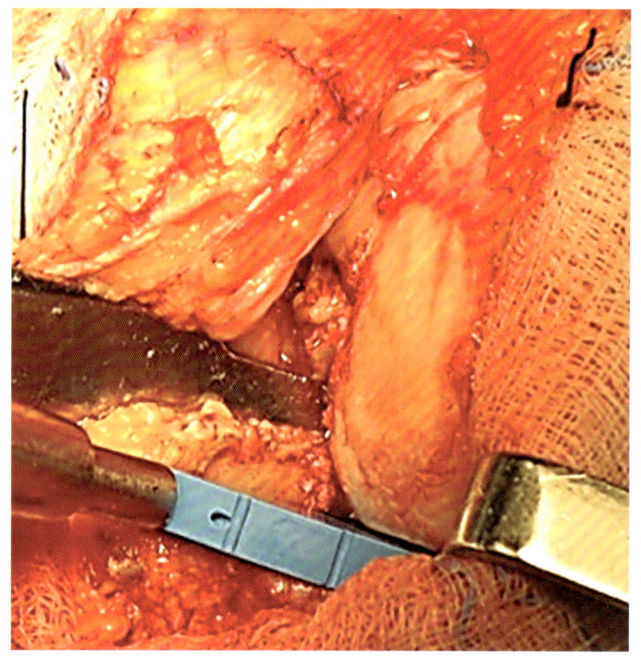

图 6.15 如果在伸直时合适的胫骨试模在膝关节屈曲 90° 时太紧，则将其向上推向后髁，以确定需要切除的剩余软骨的量，从而平衡间隙。所需的截骨量通常只有 1~2 mm，而且通常只需要切除残留的后髁软骨（见正文）

股骨远端的截骨

股骨远端截骨角度和截骨量可以通过髓内或髓外定位的方式来指导。髓内定位的优点在于准确性,缺点在于侵入性。无论采用哪种技术,目标都是去除相当于金属股骨假体厚度的骨量,以尝试恢复股骨关节线。理想的股骨远端截骨角度大约是 5° 的外翻。偏离这个角度的容错性取决于冠状面上股-胫关节接触的一致性。例如,活动平台关节中的弧形对弧形的接触面允许任何形式的变化(见第 7 章)。平面对平面的接触面要求冠状面上的对线完全准确,以避免关节接触边缘过度载荷(图 6.16)。大多数固定平台接触是弧形对平面的变化,其容错性和接触面积的大小取决于两个接触面之间曲率半径的差异。

股骨髓内定位的技巧

髓腔的进入方式与全膝关节置换术(TKA)类似。入口孔大约位于髌骨后方的髁间窝后交叉韧带(PCL)起点上方 1 cm 处,通常向内侧偏移几毫米。在微创技术中,髓内杆可以用来牵开髌骨。在大多数情况下,股骨远端截骨的角度设置为 5° 的外翻。

股骨髓外定位的技巧

在这种技术中,股骨假体的内翻/外翻对线情况是基于其与之前进行的胫骨截骨的关系来确定。导向器上附有一个矩形的间隔块,其厚度相当于为伸直时稳定膝关节所选择的胫骨假体的厚度。应在膝关节屈曲 5°~15° 时插入导向器,这个角度是依据切除胫骨时后倾角的大小。应避免在固定导向器时膝关节过度伸直,因为这会导致截骨时存在一个延伸角度,股骨假体会被过伸(图 6.17)。导向器应有至少 2 枚固定钉固定在股骨上,从而保持稳定性。通过导向器上的切口槽可以切除适量的股骨远端,从而恢复股骨关节与股骨假体的对线。

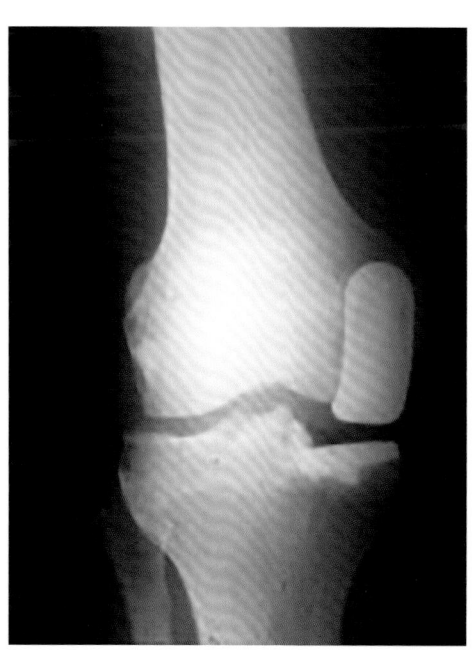

图 6.16 X 线片显示股骨和胫骨假体之间的冠状错位,涉及平面对平面关节,这导致了边缘过度载荷,可能加速假体磨损

在许多系统中，适配块都可以在股骨针上滑动来调整切除的距离是近端 2 mm 还是远端 2 mm，这取决于是需要增加还是减小伸直间隙（图 6.18）。

有些系统推荐在膝关节伸直时进行股骨远端截骨。在这些情况下，很难观察到截骨的情况。因此在系统允许的情况下，膝关节屈曲时股骨远端截骨更安全。

测量股骨

在大多数 UKA 中，任何大小的股骨都可以与任何大小的胫骨匹配。因此它们是独立测量的。其大小由股骨前后径决定。对于内侧单髁置换，最好使用尽可能大尺寸的假体，这样在屈曲时不会向前突出并撞击髌骨。其基本原理是，更大尺寸的假体将更好地覆盖股骨，提供更多的覆盖表面积，并将股骨假体下沉或松动的可能性降至最低。股骨假体前缘的解剖标志有时很明显，在股骨远端滑车软骨和磨损的骨之间的交界处（图 6.19）。

如果这个标志不清楚，可以通过在估计的位置做标记，然后将膝关节伸直来确认在这个位置下股骨和胫骨假体之间的金属对聚乙烯接触是否足够。几乎所有的模板都会以股骨远端髁为基准，导向器的前部模仿实际股骨假体的前缘。

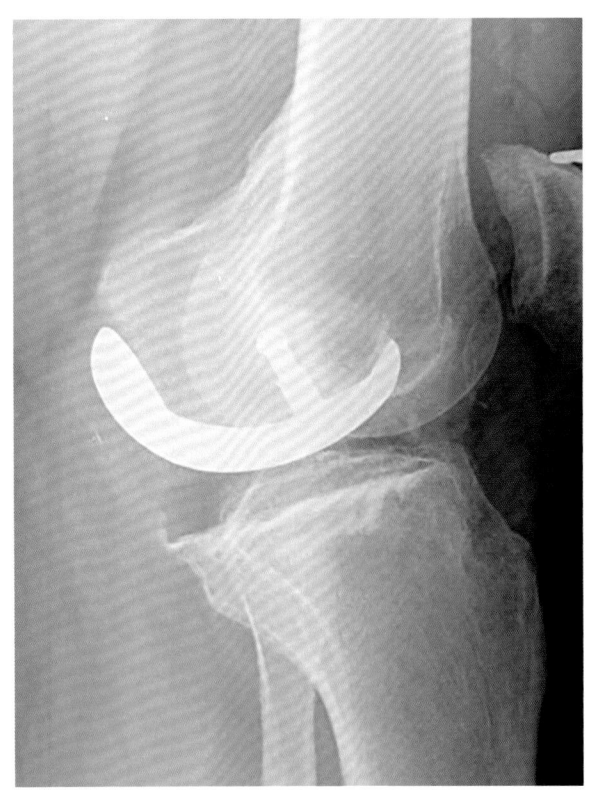

图 6.17 术后侧位 X 线片显示股骨假体的过伸，这是在将股骨切除与胫骨切除相关联时采用过大的胫骨后倾导致的

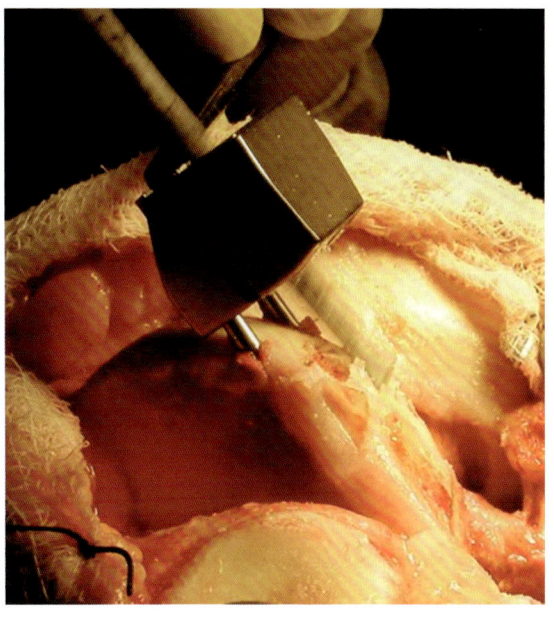

图 6.18 在许多系统中，都配备了一个适配块，以便根据需要增加或减少股骨远端截骨距离，这个距离是根据伸直间隙需要增加还是减少而定的

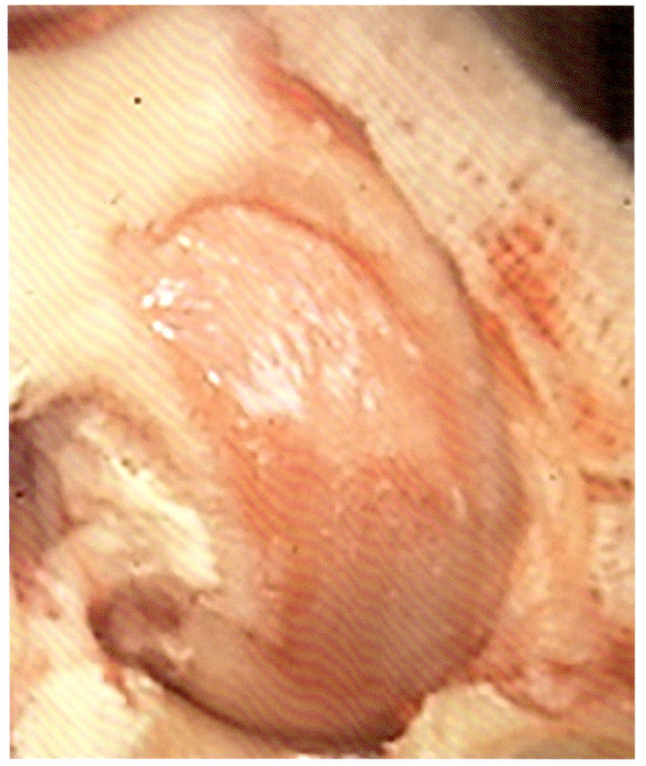

图 6.19 股骨假体前缘放置的解剖标志通常是显而易见的，如这张术中照片所示

股骨假体的旋转对齐

患者的软骨-骨磨损模式通常可以指导股骨假体正确地旋转、对位（见图6.7）。另一个旋转对齐的原则是，当膝关节屈曲到90°时，选择一个与胫骨假体的内翻/外翻方向垂直的对齐方向。选择此对齐方式可使屈曲时的关节表面达到最大匹配性。与伸直时一样，假体旋转差异的容错取决于关节表面的适合度。与股骨远端对齐一致，平面对平面的接触面要求是非常严格的，而弧形对弧形的接触面要求是宽松的。大多数假体系统都是弧形对平面的变化，宽容度仍取决于两个关节之间曲率半径的差异。

股骨假体旋转的另一个关键方面是假体在完全伸直位时它对假体轨迹的影响。接受单髁置换术的大多数内翻膝患者胫骨磨损位置是在前部和外周[5]（见图6.12）。如果股骨假体处于内旋状态，在伸直位时其前缘将位于胫骨假体的外围部分上，这可能会导致过早磨损和松动（图6.20）。出于这个原因，术者应该使股骨假体轻度外旋，以使股骨前缘在伸展时更靠近外侧。

股骨假体的内外侧定位

如前所述，膝内翻骨性关节炎前期的常见磨损部位是外周和前部。为了避免对聚乙烯垫片遭受这种磨损产生的不良影响，股骨假体应居中于内侧髁，甚至稍微向外移位[6]。在做其固定孔或固定槽前，移动量大小是通过检查股骨和胫骨假体在完全伸展时的内外侧一致性来确定的。

股骨的最终制备

既然已经确定了股骨假体的适当大小、旋转和内外位置，就可以完成股骨截骨了。在大多数假体系统中，这涉及股骨远端髁切除、后斜面切除和部分前斜面切除。在其他技术中，使用磨钻来为假体准备一个基床，但这并不适合角度引导的切除。利用机器人准备股骨和胫骨的骨床是一种不断发展的技术（见第11章）。在所有情况下，都必须为股骨假体的前缘创建一个凹槽，以防止髌骨撞击（见图6.21）。

现在，股骨试模可以放入准备好的股骨床的顶部。一些系统提供了垫片来加压使后髁与股骨远端髁切除部位相接触。在这个假体部分获得良好的贴合非常重要，以抵抗可能促进股骨假体松动的力量。在一些假体系统中，股骨定位柱与后髁切除面相平行，这样假体就可以滑入到位，而不会对骨水泥产生压力。在其他假体系统中，股骨定位柱的角度会导致当假体

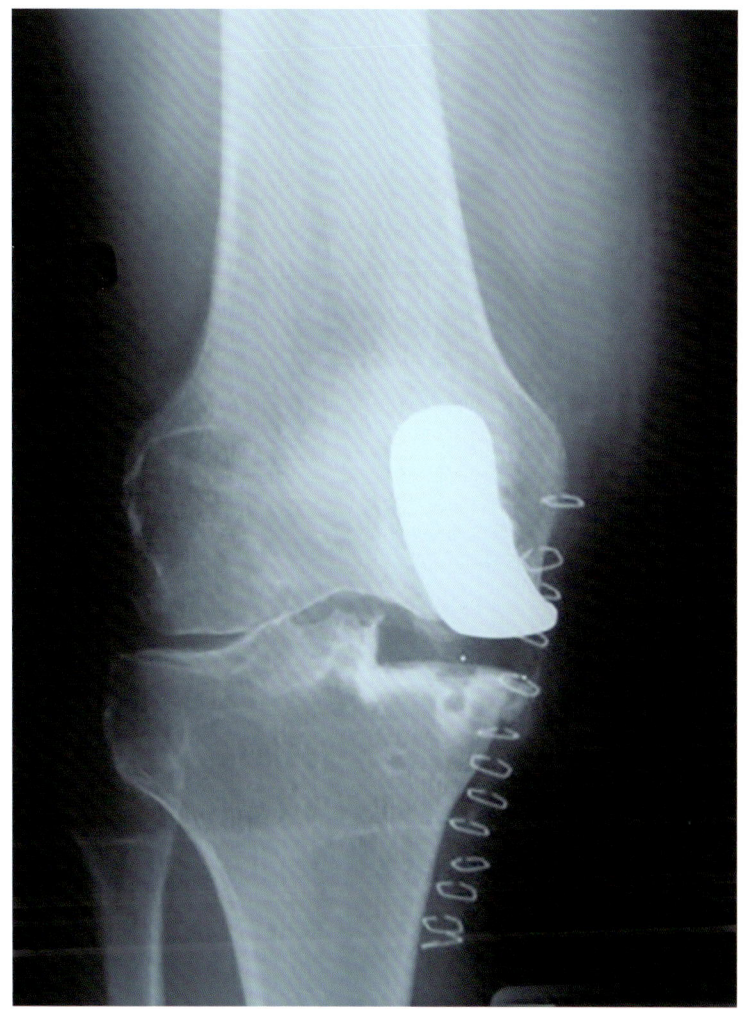

图 6.20 术后 X 线片显示股骨假体内旋过多的后果。在伸直位，它的前部边缘是在胫骨聚乙烯垫片的内侧边缘上

完全到位时后髁受到挤压（图 6.22）。在股骨定位柱与后髁平行的系统中，将定位柱的钻头稍向前倾斜可能更合适（图 6.23）。

这种角度会促进股骨假体的轻微屈曲，并会挤压后髁。定位柱钻头切勿向后倾斜，因为这会使股骨假体进入过伸的状态，使金属股骨髁与股骨分离。

一旦股骨完全制备好，试模完全就位，取一个 6 mm 宽的弧形骨刀，划出金属髁的后缘，以确定并最终移除任何残留的骨赘或可能会在最大屈曲时对胫骨聚乙烯垫片造成撞击的后髁骨。

胫骨的最终制备

现在可以选择胫骨假体的最终尺寸了。在大多数系统中，胫骨可以独立于股骨假体单独

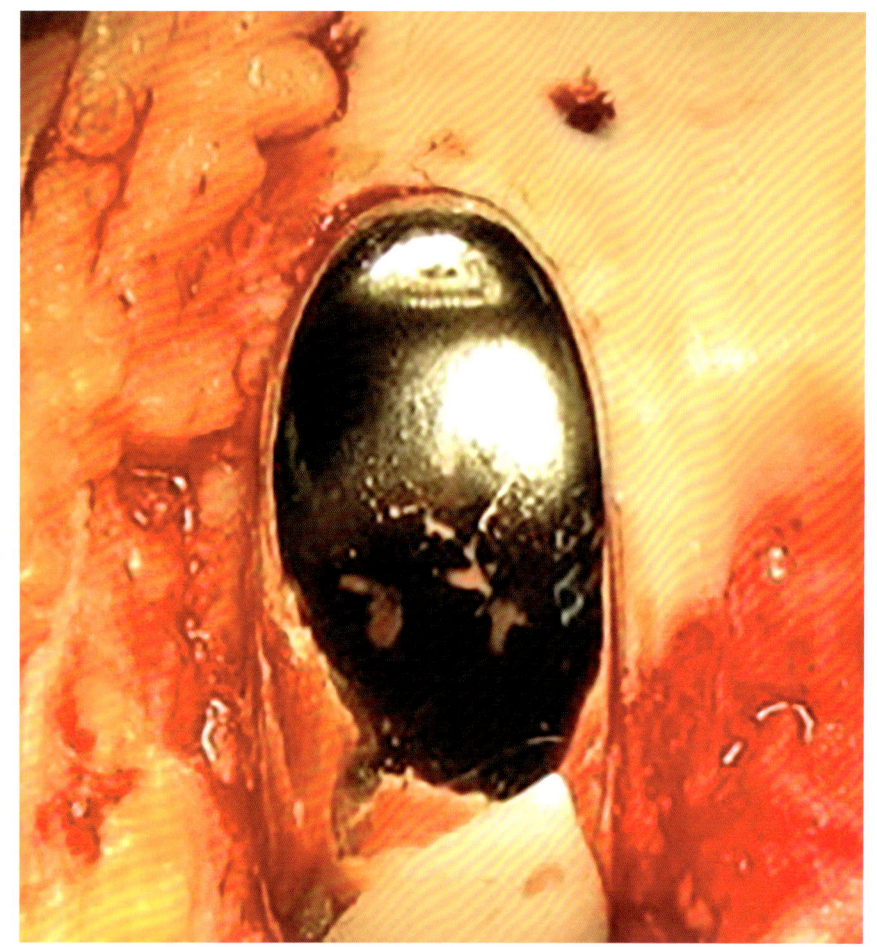

图 6.21 术中照片显示股骨假体前缘正确地后退到滑车软骨中,以最大限度地减少高位屈膝时发生髌骨撞击的可能性

进行尺寸选择。应当选择最大的尺寸,但要确保不会在后方或内侧悬垂,以便最大限度地覆盖胫骨的切割表面,并减少可能导致松动的集中力。

早期假体的设计是对称的,所以它们可以用在右膝和左膝的任意内侧或外侧间室中。现在的不对称假体已成为标准,可以允许最大限度地覆盖胫骨切面。一个不对称的假体在其前方和外侧会有更多的聚乙烯材料,以适应膝关节内侧骨关节炎常见的前内侧磨损状态。尤其是定制的胫骨假体会最大限度地扩大胫骨覆盖范围(见第 11 章)。

最终胫骨假体的内侧和旋转位置是通过不断尝试打磨来确定的。应评估膝关节完全伸直时的假体一致性。如前所述,股骨假体的内外放置位置改变了关节内侧的一致性。可通过改变沿胫骨棘的切除方向来改变胫骨侧的旋转对位。

如果屈曲间隙太紧张,胫骨假体将从前方分离,或股骨假体将从股骨远端切除的股骨髁

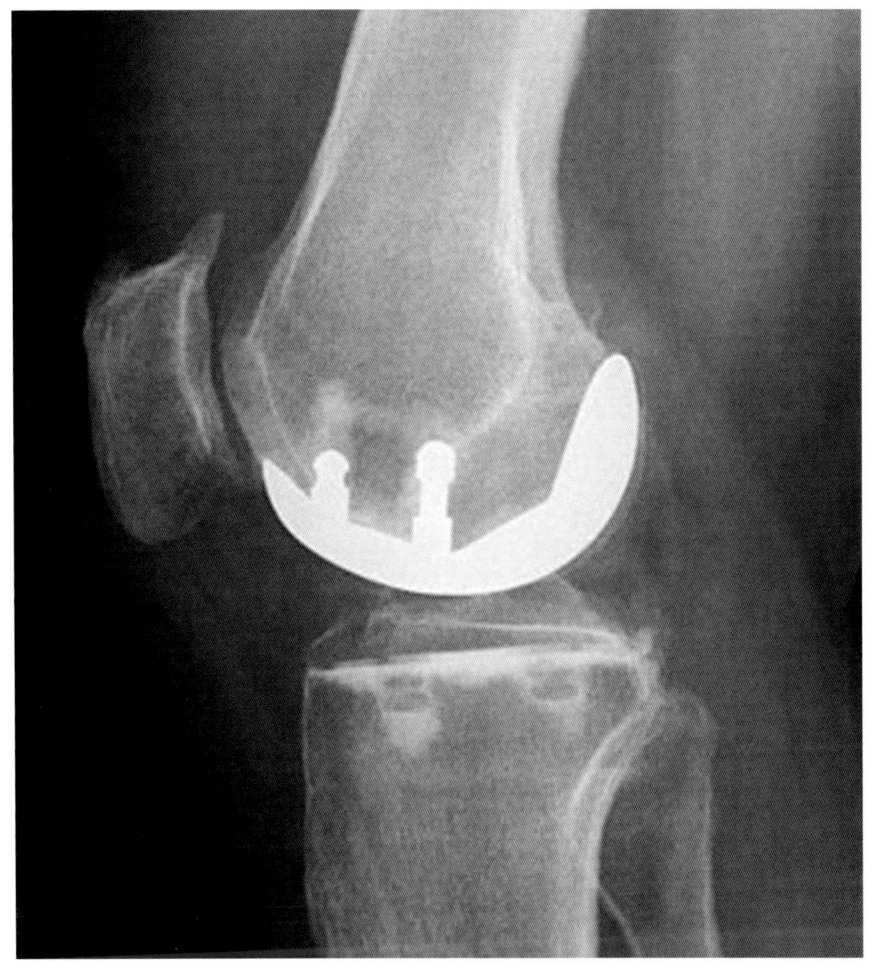

图 6.22　股骨假体的侧位 X 线片，其定位柱与假体后髁成角度。这种变化会导致在插入假体时骨水泥界面后方受到挤压

上分离。只要不超过约 10° 的总后倾角，这通常可以通过在胫骨切除时稍微增加一点后倾角度来解决。另外，屈曲位时关节紧张可以通过减小股骨假体的尺寸来解决，这需要稍微增加一点股骨远端髁的切除，从而放松屈曲间隙。术者必须确保较小的股骨假体在完全伸直时仍能具有足够的金属 - 聚乙烯接触面。如果没有，可以相同大小的股骨假体在股骨远端向前移动，方法是切除更多的后髁，并调整固定托到更前的位置。

骨水泥假体

在真正的假体放置之前，应该用试模进行测试。这样做很重要，因为放置真正假体时由于定位柱或龙骨可能会比插入无突起的试模时更困难。在进行粘合过程之前，应该认识到并解决这个困难。

首先粘合胫骨假体。任何孔或凹槽都用力挤压使骨水泥填满，而在平台本身只用少量或几乎不放置骨水泥（图 6.24）。剩余的骨水泥被放置在真正的胫骨假体的下面（图 6.25），插

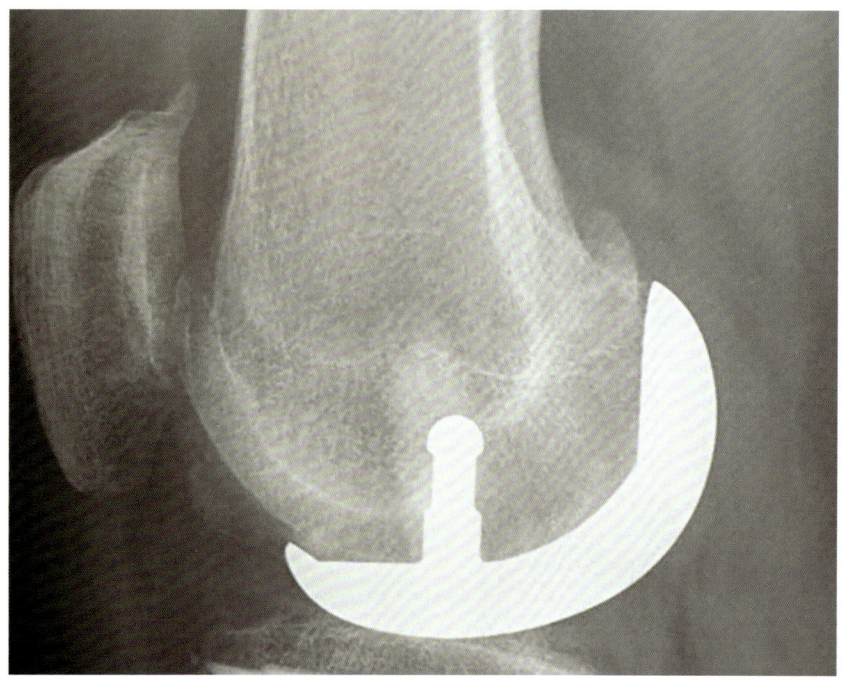

图 6.23　股骨假体的侧位 X 线片,它具有一个与假体后髁平行的单独的定位柱。用于准备固定钉孔洞的钻头在钻孔时具有前倾角度有助于在骨水泥固定过程中压缩后部骨 - 骨水泥界面

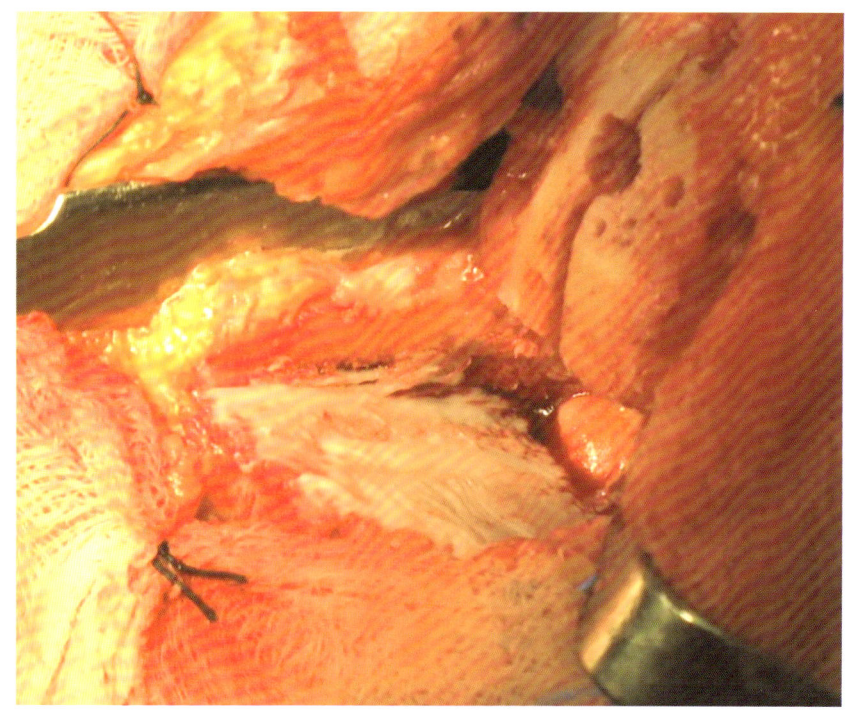

图 6.24　术中照片显示胫骨的孔内填满了骨水泥,在准备好的胫骨平台上涂抹了一层薄薄的骨水泥

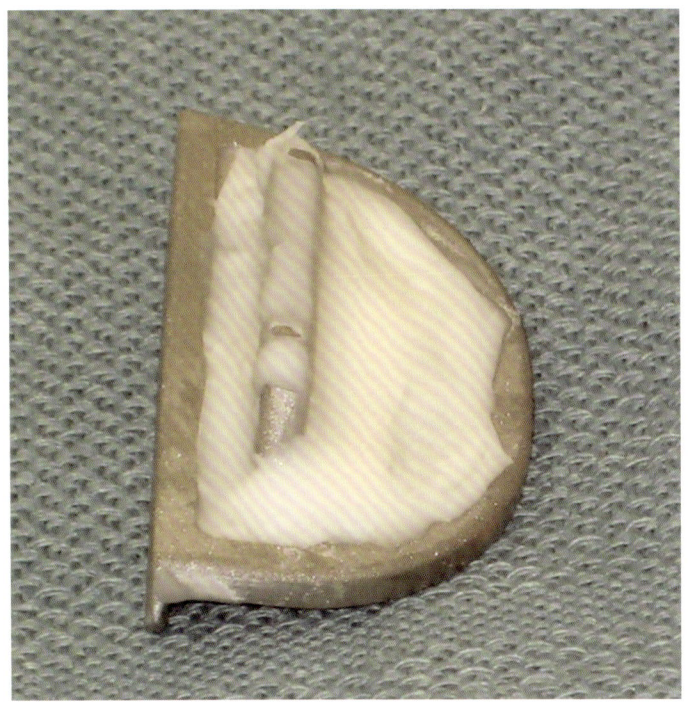

图 6.25 术中照片显示骨水泥涂抹在胫骨假体下表面,为骨水泥粘合做准备

入后使其首先与后方接触,这可以防止将骨水泥推到膝关节后方,并使任何挤出的骨水泥在胫骨假体的前面部分就位过程中向前移动(图 6.26)。一个小的直角刮刀就可以进入并取出股骨或胫骨假体后方的骨水泥(图 6.27)。

然后用类似的技巧粘合股骨假体。骨水泥被放置在股骨远端髁上,并被挤压到所有凸起或凹槽中。将一层薄薄的骨水泥涂抹在后髁骨上以便让其浸入此处,剩余的骨水泥被放置在股骨假体的内部(图 6.28)。如果胫骨假体是模式化的,可以放置一个实验性的胫骨插入物,然后慢慢地伸直膝关节以加压骨 - 骨水泥表面。任何挤出的骨水泥都会被挤压到前方并被清除。在完全伸直后,膝关节保持在该位置,直到骨水泥发生完全聚合凝固。在粘合过程中屈膝和伸膝都可能会破坏假体 - 骨水泥或骨 - 骨水泥界面的稳定性,应避免之。

在完全聚合后,使膝关节屈曲,如果使用止血带,则将其放气。如果在固定过程中使用了实验用胫骨插入物,将其去除并清除所有之前过程中挤压出的骨水泥。沿着胫骨棘方向使用一些如直形垂体咬骨钳的器械进行探查是有帮助的,以确保保留的骨或骨赘之间不存在潜在的撞击。膝关节周围也应该进行检查清理,看是否有挤出的骨水泥,因为这可能在以后会脱落出来。最后放置真正的胫骨假体,手术切口以正常的方式闭合。

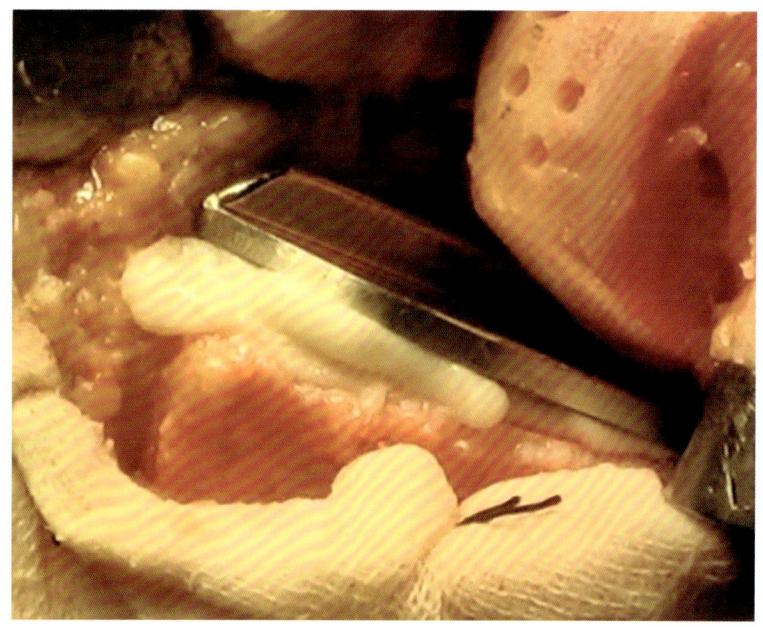

图 6.26　如果胫骨假体植入时初始接触部位在后方，骨水泥将在其完全到位时从前方被挤出

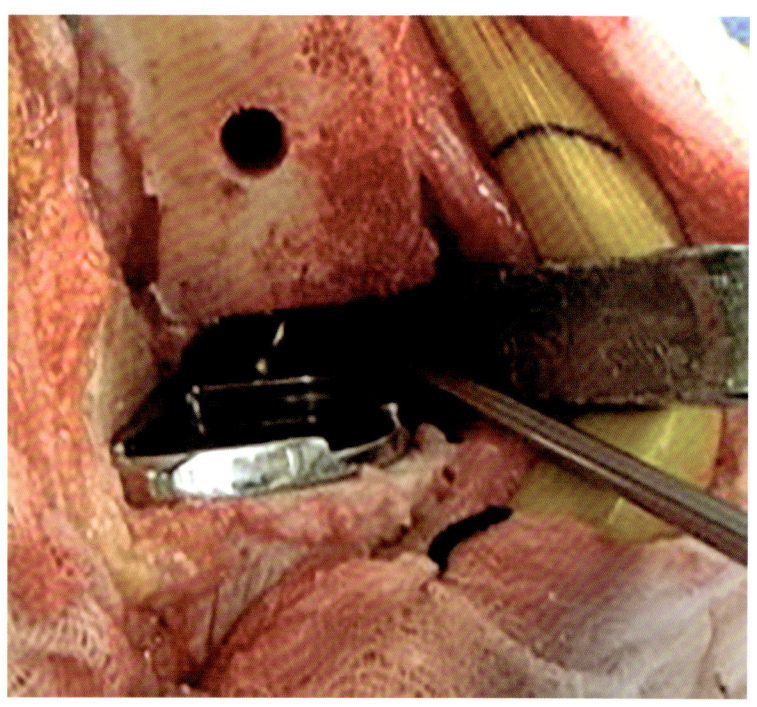

图 6.27　不论是胫骨假体还是股骨假体，小角度刮刀对于剔除后方挤出的骨水泥是有用的

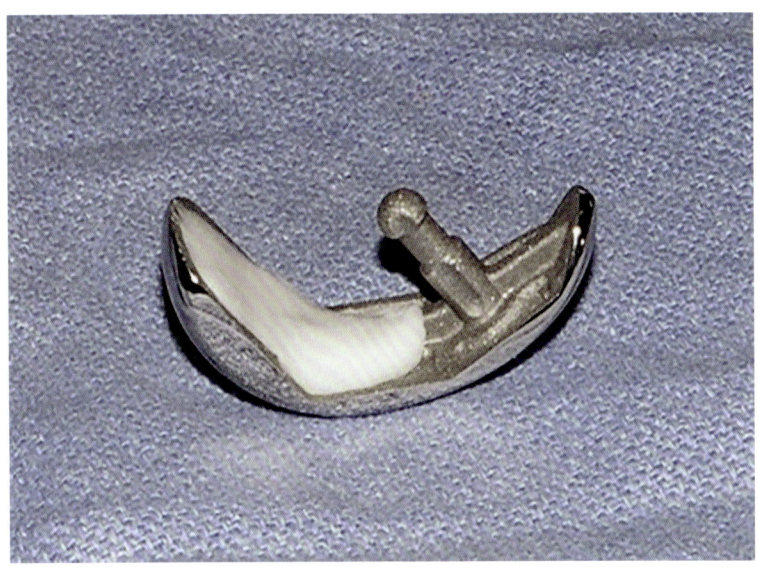

图 6.28　如果股骨假体在后髁处有一个凹槽，那么在放置假体之前应该在此处涂抹骨水泥

参考文献

1. Outerbridge RE. The aetiology of chondromalacia patellae. *J Bone Joint Surg Br*. 1961;43:752–757.
2. Berend KR, Berend ME, Dalury DF, Argenson JN, Dodd CA, Scott RD. Consensus statement on indications and contraindications for medial unicompartmental knee arthroplasty. *J Surg Orthop Adv*. 2015;24(4):252–256.
3. Repicci JA, Hartman JF. Minimally invasive unicondylar knee arthroplasty for the treatment of unicompartmental osteoarthritis: an outpatient arthritic bypass procedure. *Orthop Clin North Am*. 2004;35:201–216.
4. Brumby SA, Carrington R, Zayontz S, et al. Tibial plateau stress fracture: a complication of unicompartmental knee arthroplasty using 4 guide pins. *J Arthroplasty*. 2003;18: 809–812.
5. White SH, Ludkowski PF, Goodfellow JW. Anteromedial osteoarthritis of the knee. *J Bone Joint Surg Br*. 1991;73: 582–586.
6. McCallum JD, Scott RD. Duplication of medial erosion in unicompartmental knee arthroplasties. *J Bone Joint Surg Br*. 1995;77:726–728.

第7章

活动平台膝关节单髁置换术：基本原理和手术技术

活动平台关节的设计原理

活动平台单髁置换假体的引入是为了通过最大化关节接触面积来延长假体的使用寿命，从而减少对聚乙烯的应力并最小化磨损[1]。它们还可能降低关节无菌松动的发生率。关节处的应力与两个关节组件的曲率半径差有关。弧形对平面的关节会产生高应力。如果两个曲率半径相同，应力就会最小化。如果能在功能活动范围内保持高接触并能适应每个患者个体膝关节固有的前后和旋转运动学，那就更理想了。虽然具有相同（无限大）曲率半径的平面对平面关节在精确对位时会满足上述标准并提供最小化应力，但它无法在整个运动范围内保持一致的接触，边缘载荷将是不可避免的。弧形对弧形的关节具有相同的曲率半径，是较为理想的。

过去曾引入高度一致性的固定平台关节试图降低聚乙烯应力。如前所述，内翻骨性关节炎膝关节的典型磨损模式是在前方和外周[2]，而被置换的膝关节希望恢复到这种磨损模式[3]（图7.1）。当引入高度一致性固定平台试图控制这种磨损模式时，由于运动学冲突，它们的松动发生率高于正常水平（图7.2）。因此，固定平台膝关节单髁置换（UKA）关节必须是不完全一致的，即弧形对相对平坦的关节。最大一致性的UKA必须是活动平台的。它们可以通过

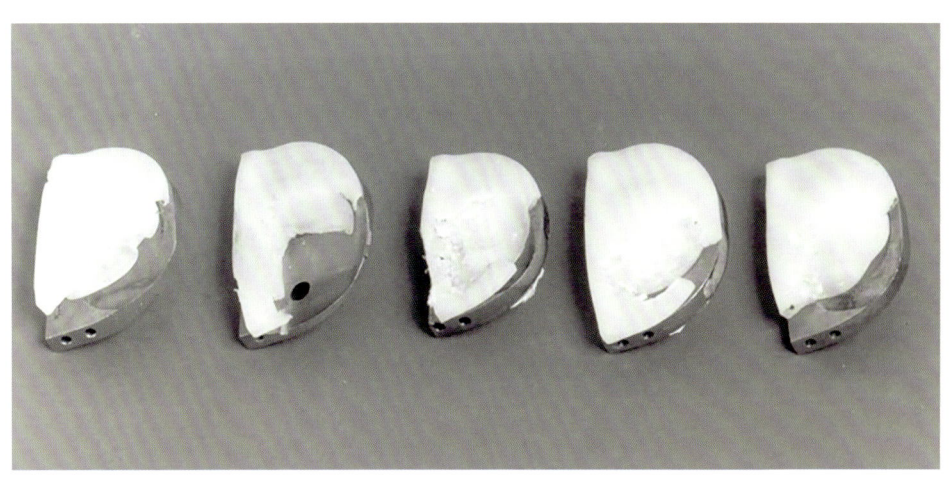

图7.1 5个取出的失效胫骨假体均显示了对患者术前前内侧磨损模式的复制

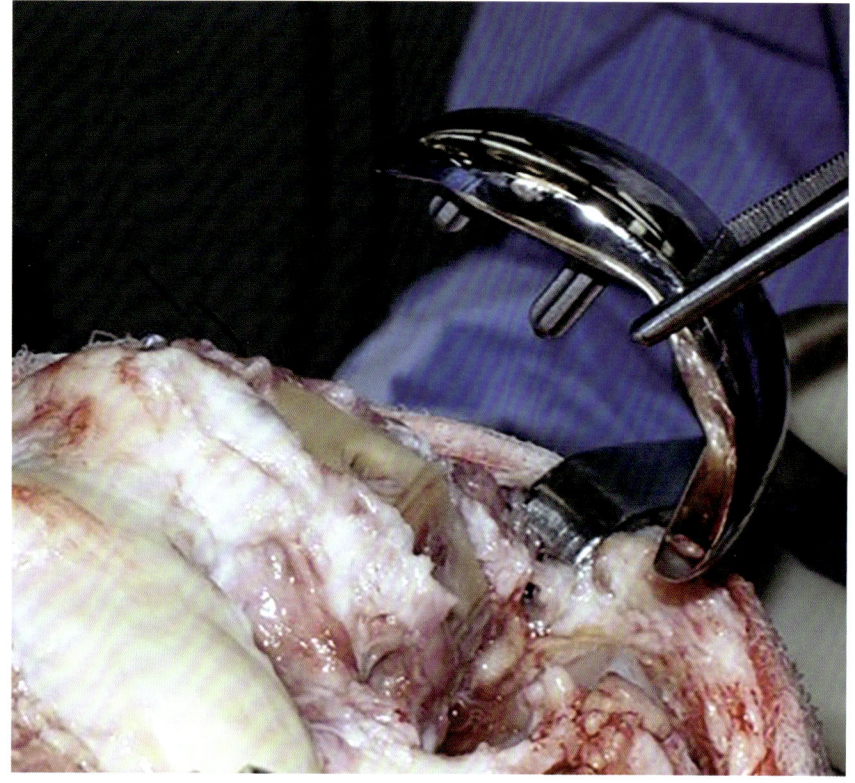

图 7.2　在一个胫骨与股骨高度吻合的固定平台系统中，股骨假体出现严重松动

股骨假体和活动平台垫片顶部之间相同的曲率半径，为关节顶部提供最大限度的一致性，同时允许通过垫片下表面和模块化金属胫骨托抛光顶部之间的平面对平面第二关节来适应前内侧磨损模式（图 7.3）。活动平台金属胫骨组件的其他优点包括其模块化设计可以减少库存，并且在未来需要时可以进行单独组件更换。它们还提供最小化为仅为 6 mm 的复合组件厚度以及通过金属底面进行非骨水泥固定的潜力。采用活动平台设计进行非骨水泥固定的早期结果是有利的[4]。

手术技术

手术技术的基本原理与第 6 章中描述的固定平台关节相似：建立屈曲间隙，然后制备股骨以使间隙平衡。

后文描述的具体技术部分源自在线牛津部分膝关节系统手术技术手册，并增加了基于作者个人经验的一些修改[5]。对于任何差异，作者们都遵循牛津手册。器械和具体技术显然会随着时间的推移而发展。

胫骨的制备

根据第 6 章对固定平台 UKA 进行预先规划的描述和图 6.2 的记录，初次胫骨截骨应尽可能

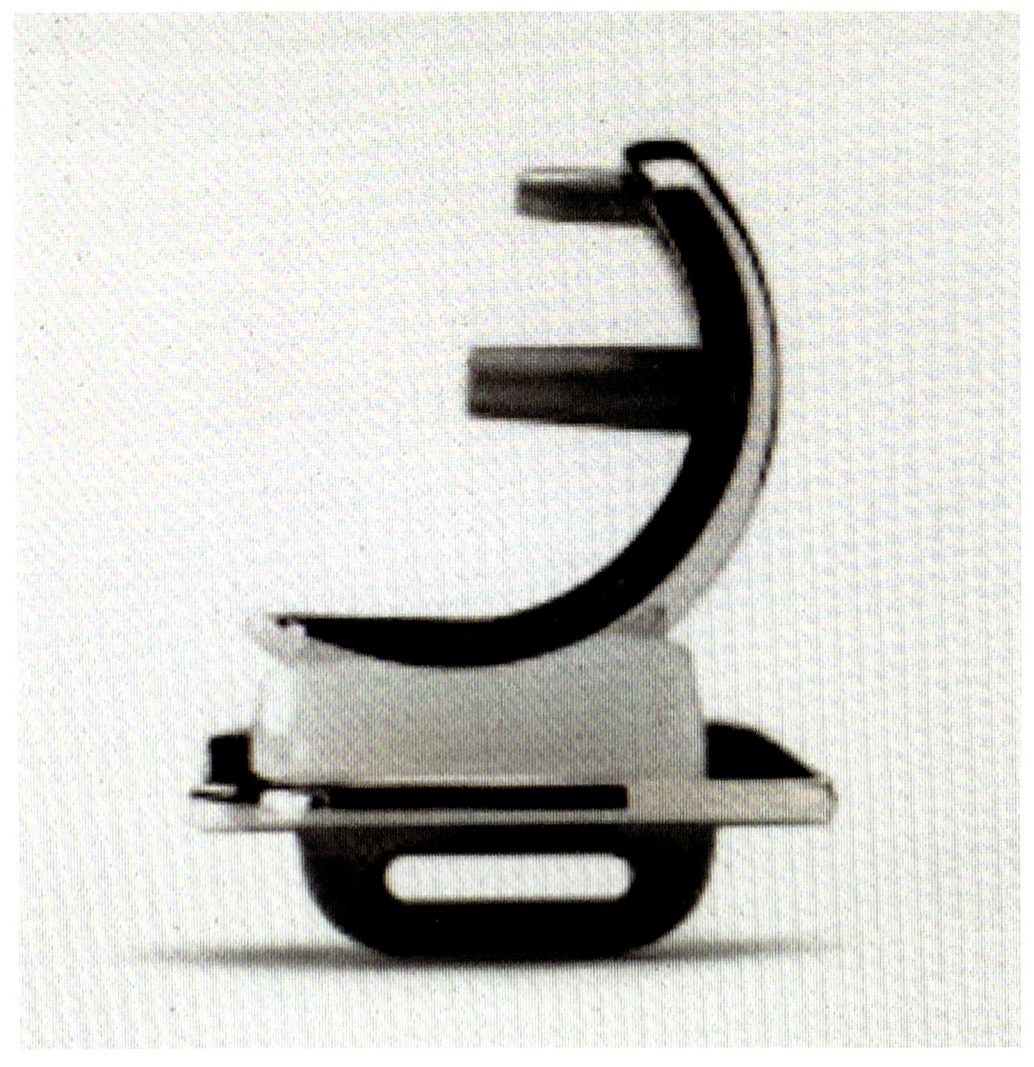

图 7.3 牛津活动平台部分膝关节置换股骨和胫骨组件，其特点是顶部高度一致的弧形对弧形，以及背部平面对平面的设计

保守。完成胫骨截骨后，使用反映复合材料厚度的间隙来建立屈曲间隙。合适胫骨组件的最薄和最保守的可植入复合厚度为 6 mm，但为了避免屈曲间隙过紧，建议从 7 mm 的复合试模厚度开始（图 7.4）。如果屈曲间隙小于 7 mm，可以通过去除残留的后髁骨软骨来增加间隙（如第 6 章对固定平台所推荐的），除非外科医生判断初始胫骨截骨过于保守，否则应增加胫骨截骨量。建立了屈曲间隙后，将注意力转向股骨的制备，以使伸直间隙平衡。

股骨的制备

正如固定平台 UKA 的建议，通过去除髁间和周围骨赘来确定股骨解剖结构。此外，通过在其中心画一条线来确定髁的真正中心是有帮助的（图 7.5）。使用髓内定位杆来辅助准

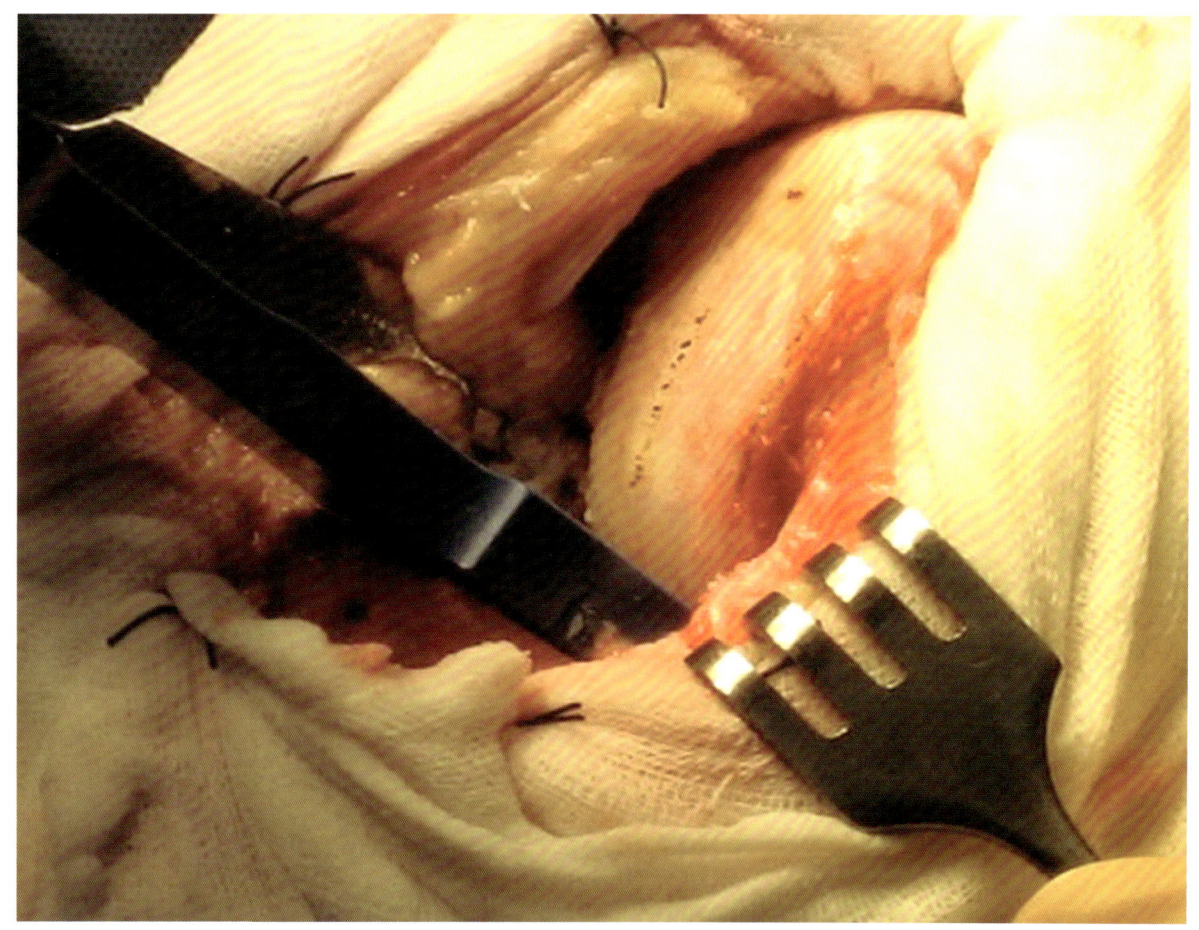

图 7.4 使用 7 mm 复合垫片评估初始屈曲间隙

备。在距离后交叉韧带起点约 5 mm 处和中心略偏内约 2 mm 处钻一个直径为 4 mm 的孔。将定位杆轻轻缓慢地插入髓腔，深度为 8~10 cm。术前模板选择的股骨组件尺寸通过术中测量进行确认。将选定的尺寸夹具滑入到后髁下方，并使其顶部表面与定位杆平行以确保正确的屈伸方向（图 7.6）。如果尺寸选择正确，其顶部大约距"潮汐线"（髌骨软骨和髁骨硬化骨之间的连接处）后方约 5 mm（图 7.7）。接下来，确定夹具（和股骨组件）的外翻/内翻对齐。调整夹具的外侧边缘，使其与定位杆平行（图 7.8）。避免股骨组件的内翻对齐并倾向于轻微外翻（图 7.9）。这减少了可能导致垫片内侧半脱位的股骨内翻的机会（图 7.10）。夹具放置在髁中间画线处，较低的钻孔以准备铣削销座（这也将成为两个股骨组件固定销的后一个孔）。将一个光滑的销座轻轻敲入该孔以固定夹具，然后将其旋转，直至它与胫骨截骨面几乎垂直（图 7.11）。然后为前部固定销钻第二个更前部的孔。尽管"中性"的股骨组件旋转是理想的，但如果出现错误，最好是向股骨组件外旋旋转错误，而不是内旋，因为内旋的股骨组件在膝关节完全伸直时会使垫片向内侧移动（图 7.12）。

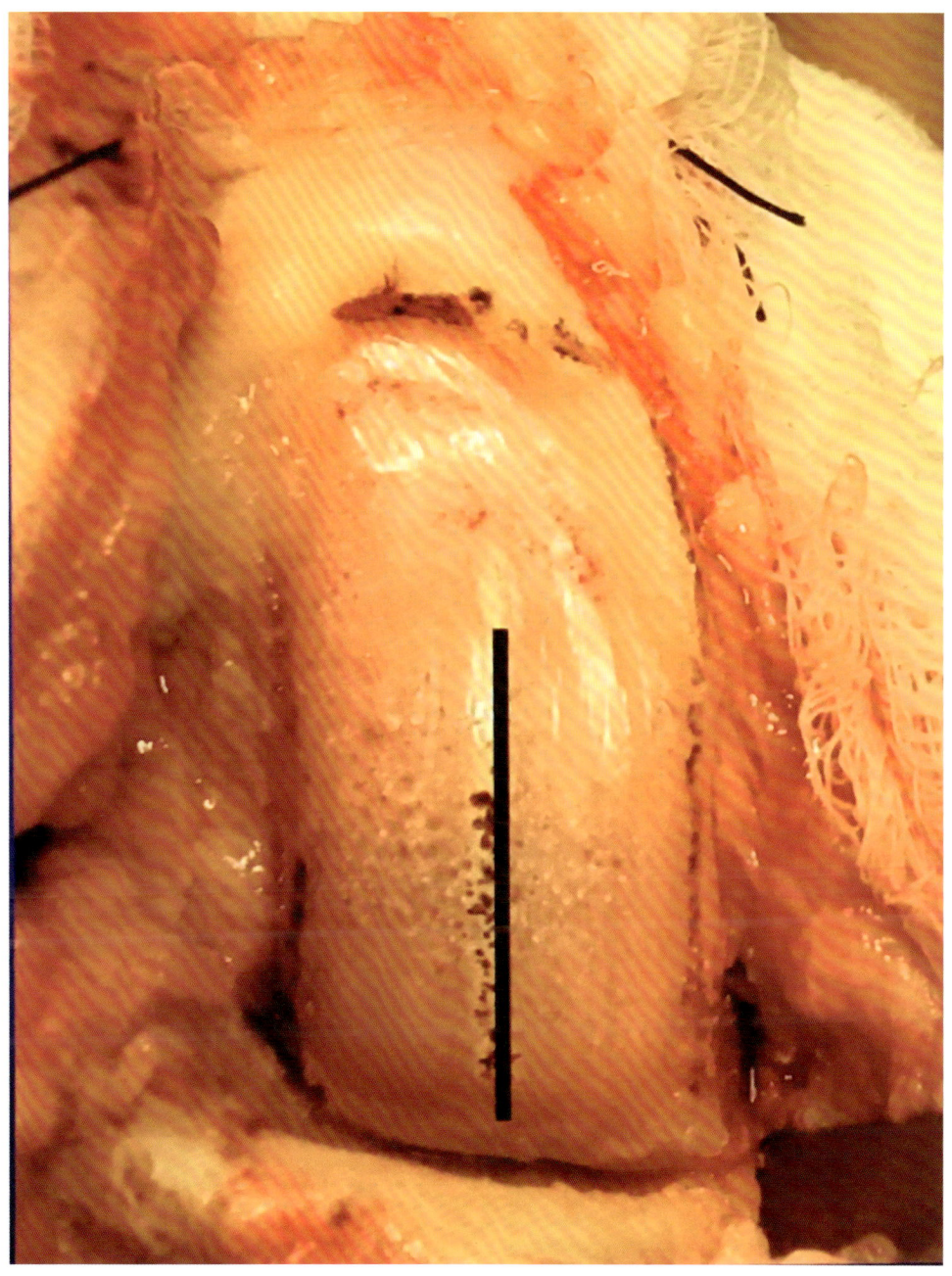

图 7.5　去除股骨内侧和外侧骨赘，用记号笔或电刀灼烧确定髁中心

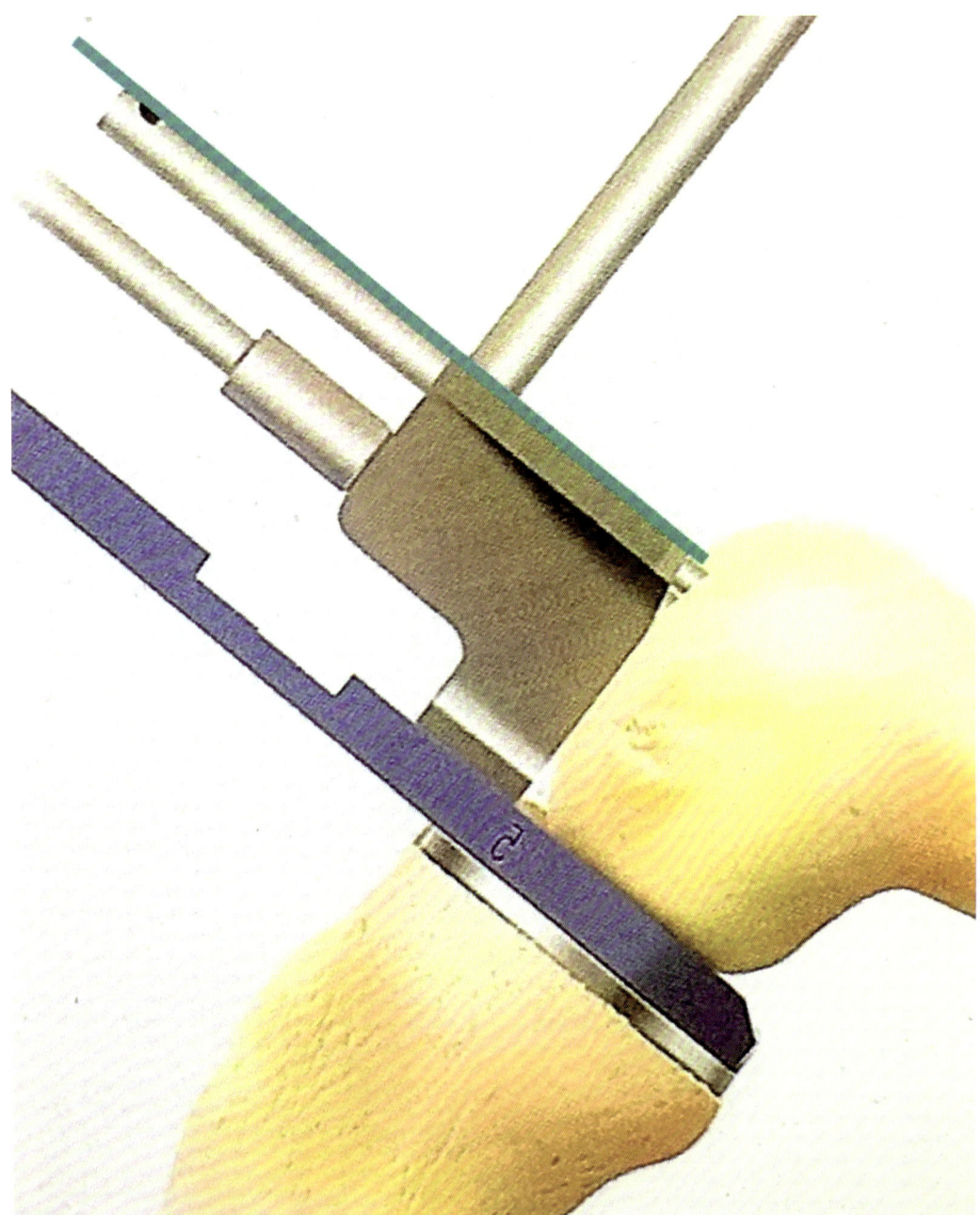

图 7.6 股骨尺寸夹具的屈伸方向应平行于髓内定位杆。牛津部分膝关节置换手术技术，Zimmer Biomet。可在以下网址获取：https://www.zimmerbiomet.com/content/dam/zimmer-biomet/medical-professionals/000-surgical-techniques/knee/oxford-partial-knee-microplasty-instrumentation-surgical-technique.pdf

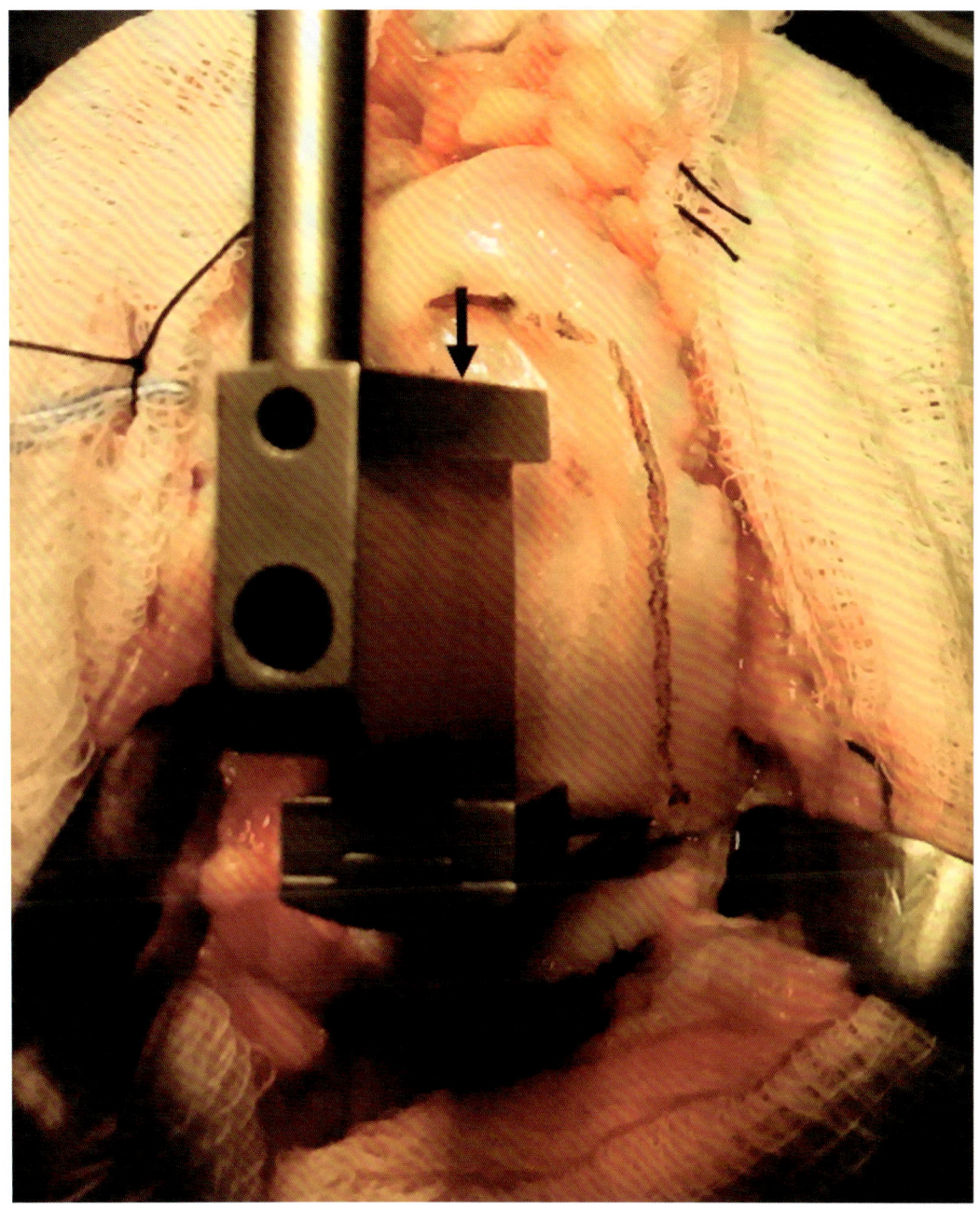

图 7.7　一个合适大小的股骨支架（箭头）的顶部通常在潮汐线（髌骨软骨和髁骨硬化骨之间的连接处）远端约 5 mm 处排列

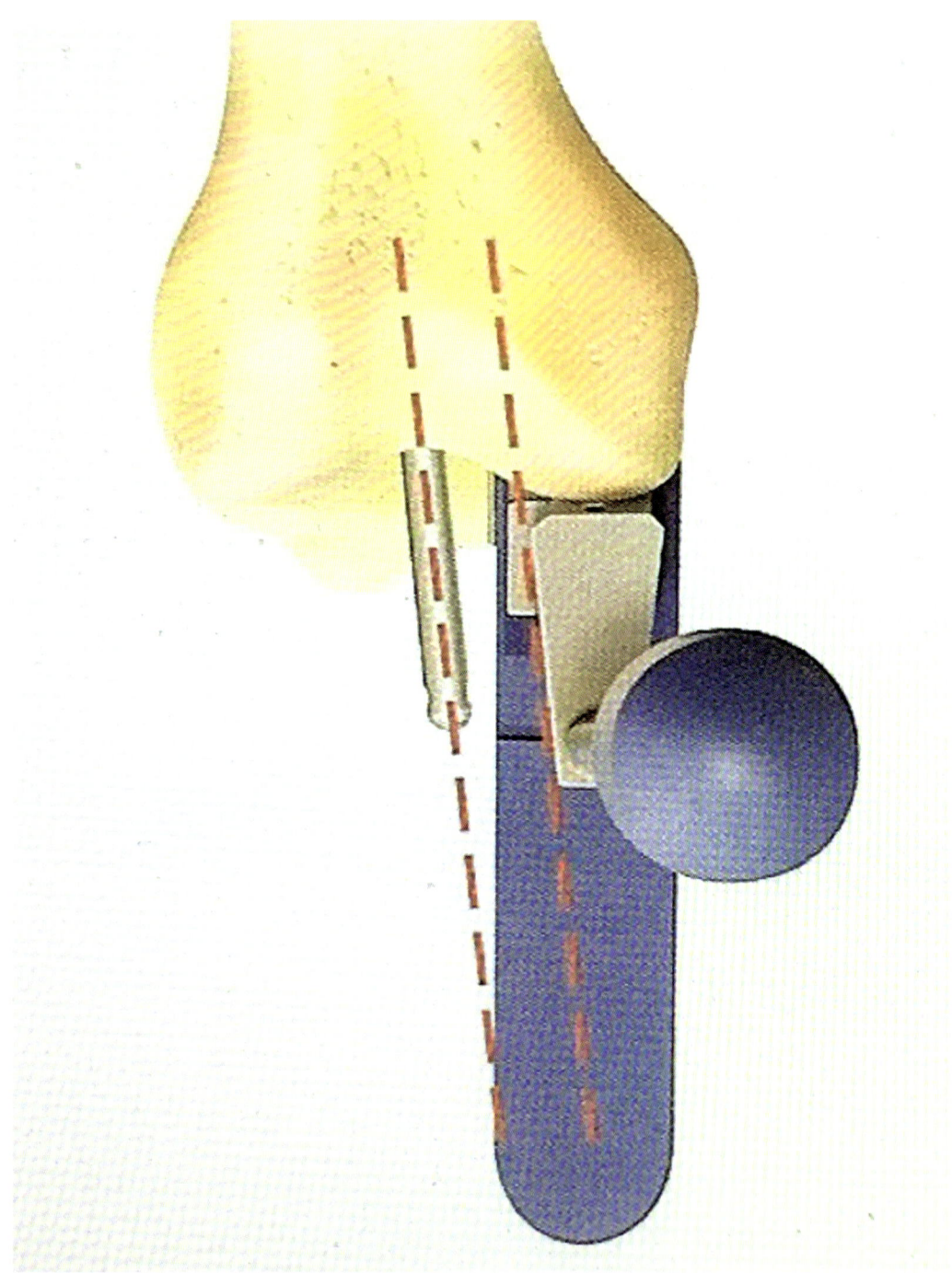

图 7.8 通过将股骨导向器的内侧边缘与髓内定位杆平行对齐，实现了正确的内翻/外翻对齐。牛津部分膝关节置换手术技术，Zimmer Biomet。可在以下网址获取：https://www.zimmerbiomet.com/content/dam/zimmer-biomet/medical-professionals/000-surgical-techniques/knee/oxford-partial-knee-microplasty-instrumentation-surgical-technique.pdf.

第 7 章 活动平台膝关节单髁置换术：基本原理和手术技术

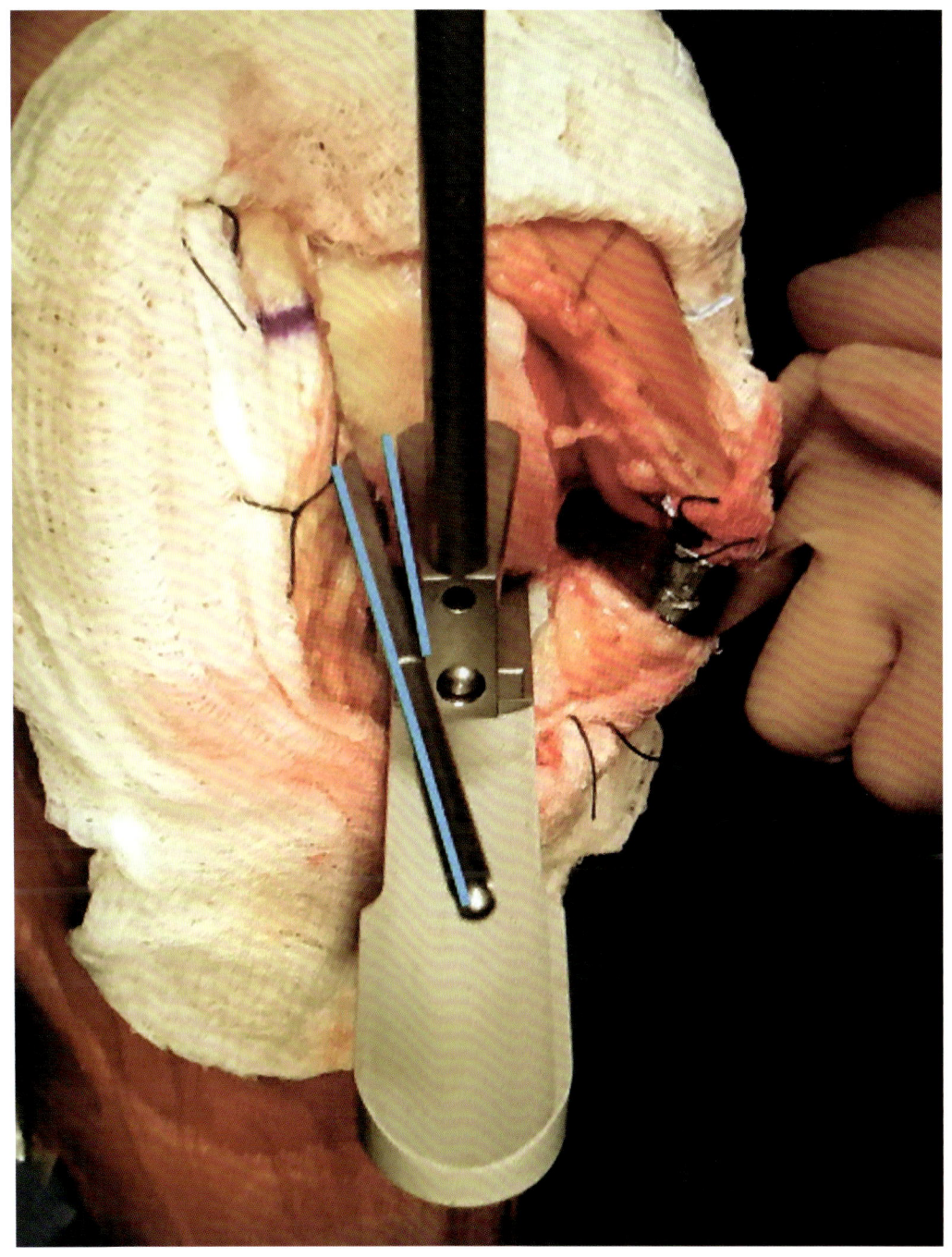

图 7.9 如图所示，所选择的内翻/外翻对齐应该倾向于外翻而不是内翻（见图 7.10）

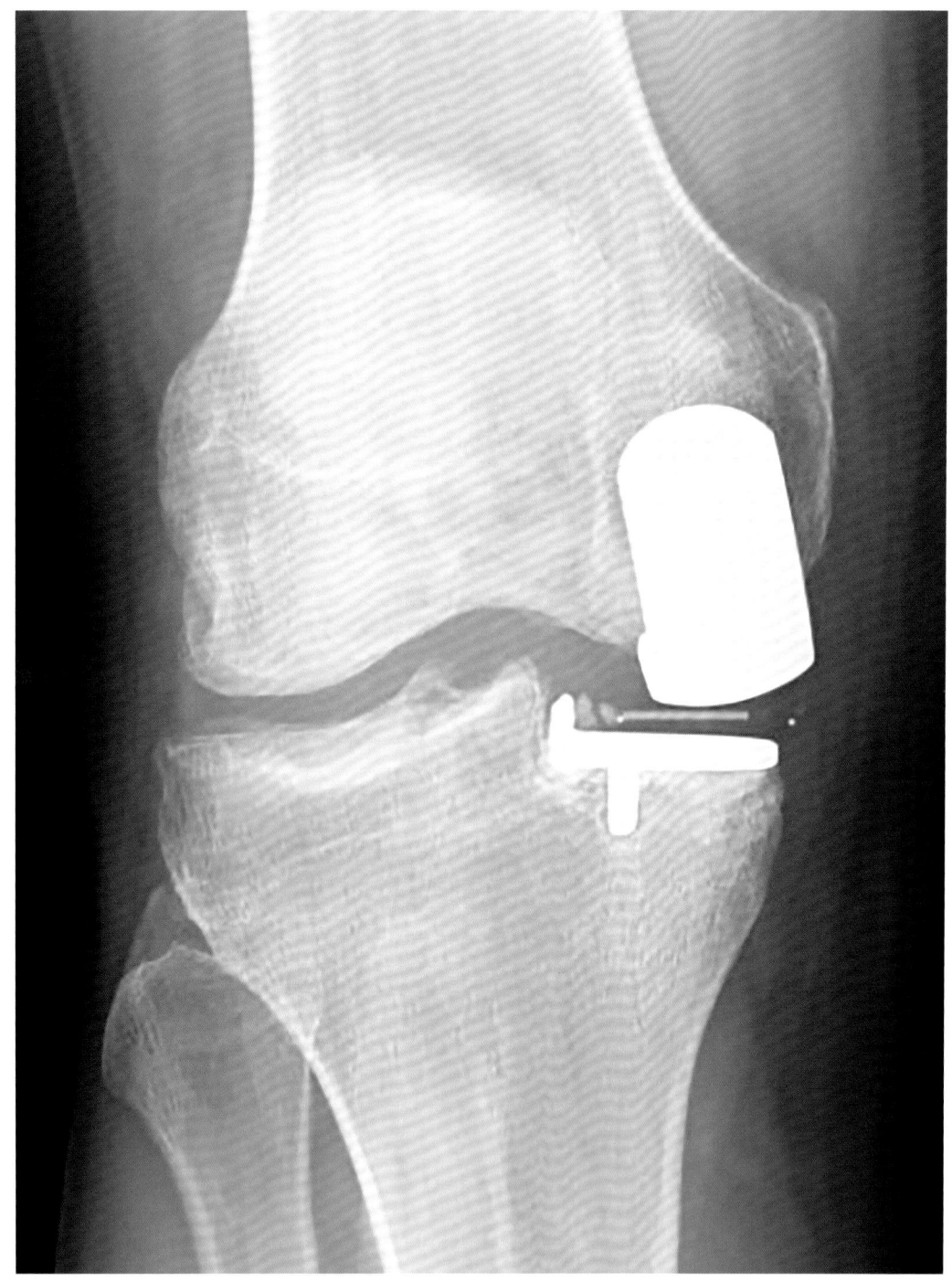

图 7.10 术后 X 线片显示，内翻放置股骨假体可导致活动垫片向内侧半脱位

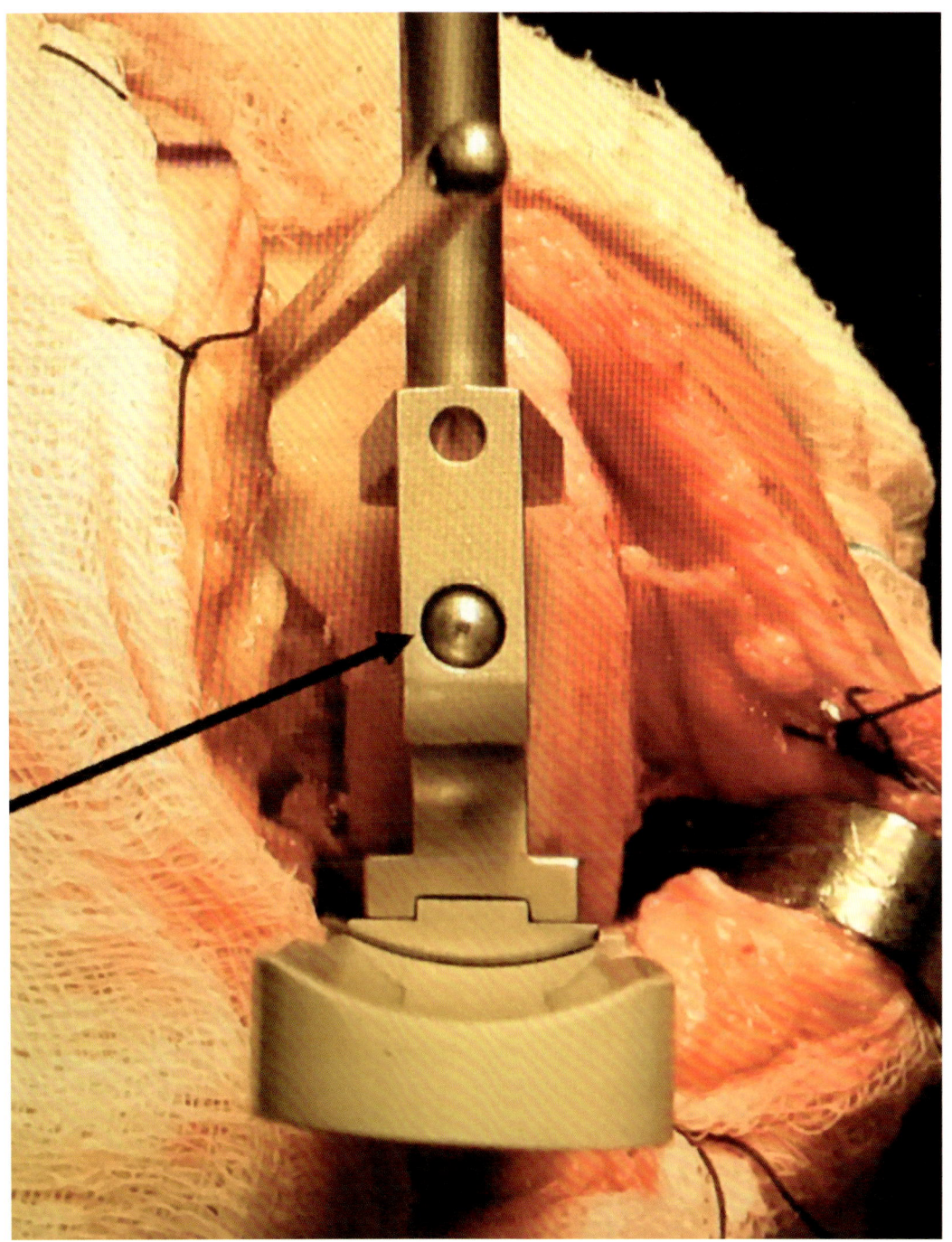

图 7.11 为了帮助固定股骨导向器所需的内外和旋转放置，首先钻孔的是位于之前在髁上画线的下孔（见图 7.5）。一个"零号"固定柱（箭头所指）被放置在这个孔中，以确保内外定位，然后旋转导向器到正确的旋转对齐，以钻第二个固定柱孔

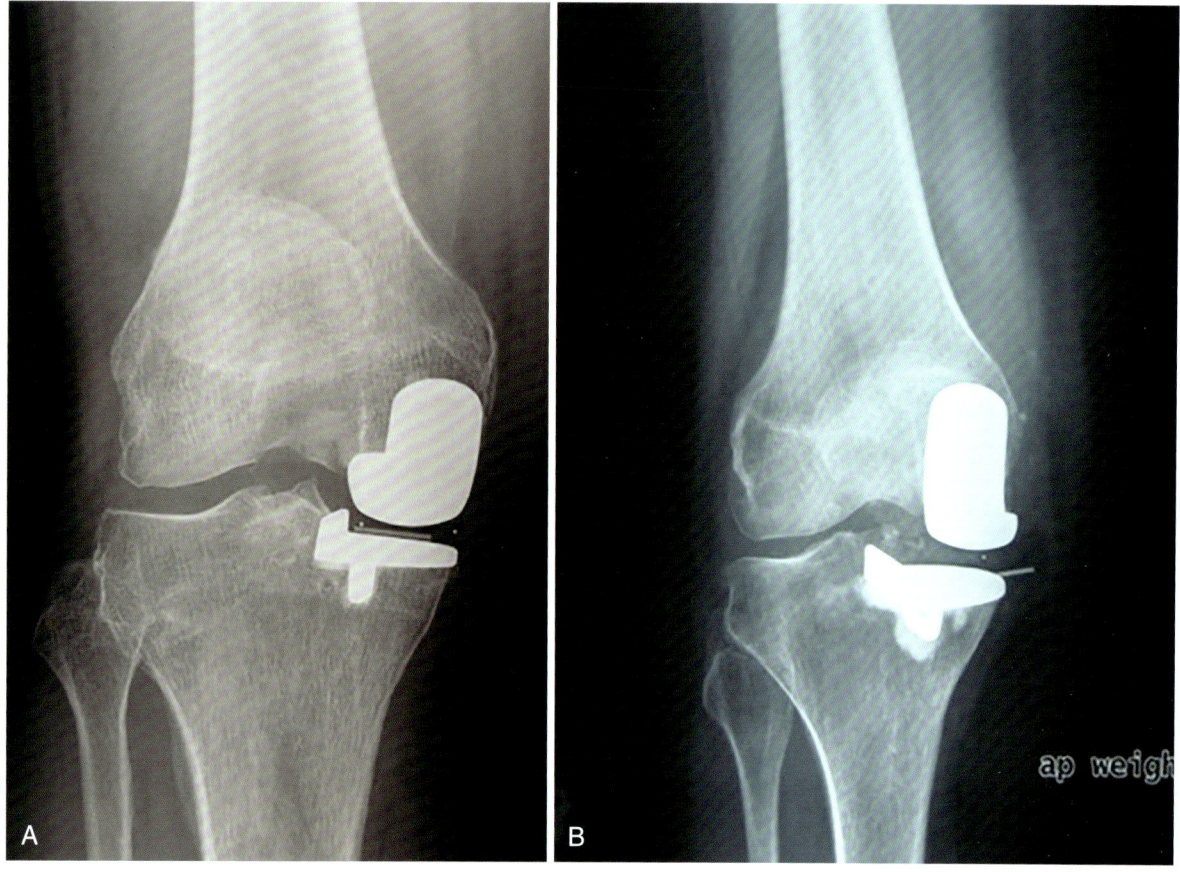

图 7.12 （A）术后 X 线片示，股骨假体一定程度的外旋是可以接受的，因为这样可以使可活动垫片良好地位于胫骨托架上。（B）术后 X 线片示，应避免股骨假体内旋，因为这可能导致垫片内侧半脱位

股骨制备的新一代工具现已推出，可以将股骨夹具机械地与髓内定位杆连接并确保正确的屈伸和外翻/内翻对齐（图 7.13）。如前所述，器械将继续发展，但手术原则可能保持不变。

现在可以平行于夹具的下表面进行后髁截骨。一些导板具有切割槽以引导锯片。如果导板没有切割槽，则外科医生应该使这个切口发散而不是收缩，以确保金属后髁和髁骨之间最大接触。

接下来开始铣削股骨髁以使屈伸间隙相等。

最初的铣削使用 0（零）销座，随后将股骨试模与胫骨试模配对。如果伸直间隙太紧，不允许完全伸直，就会进行逐步更多的顺序性股骨铣削，直到间隙平衡。销座有从 1 到 7 标记的。每个销座的数字反映了相对于"0"初始铣削而言将达到的增加股骨铣削深度。扩孔通常会在股骨前髁骨软骨上形成一个凹陷，从而阻止活动平台的前部完全伸直时发生撞击。如果凹陷不够，可以使用凿子扩大这个凹陷，进一步缓解撞击（图 7.14）。

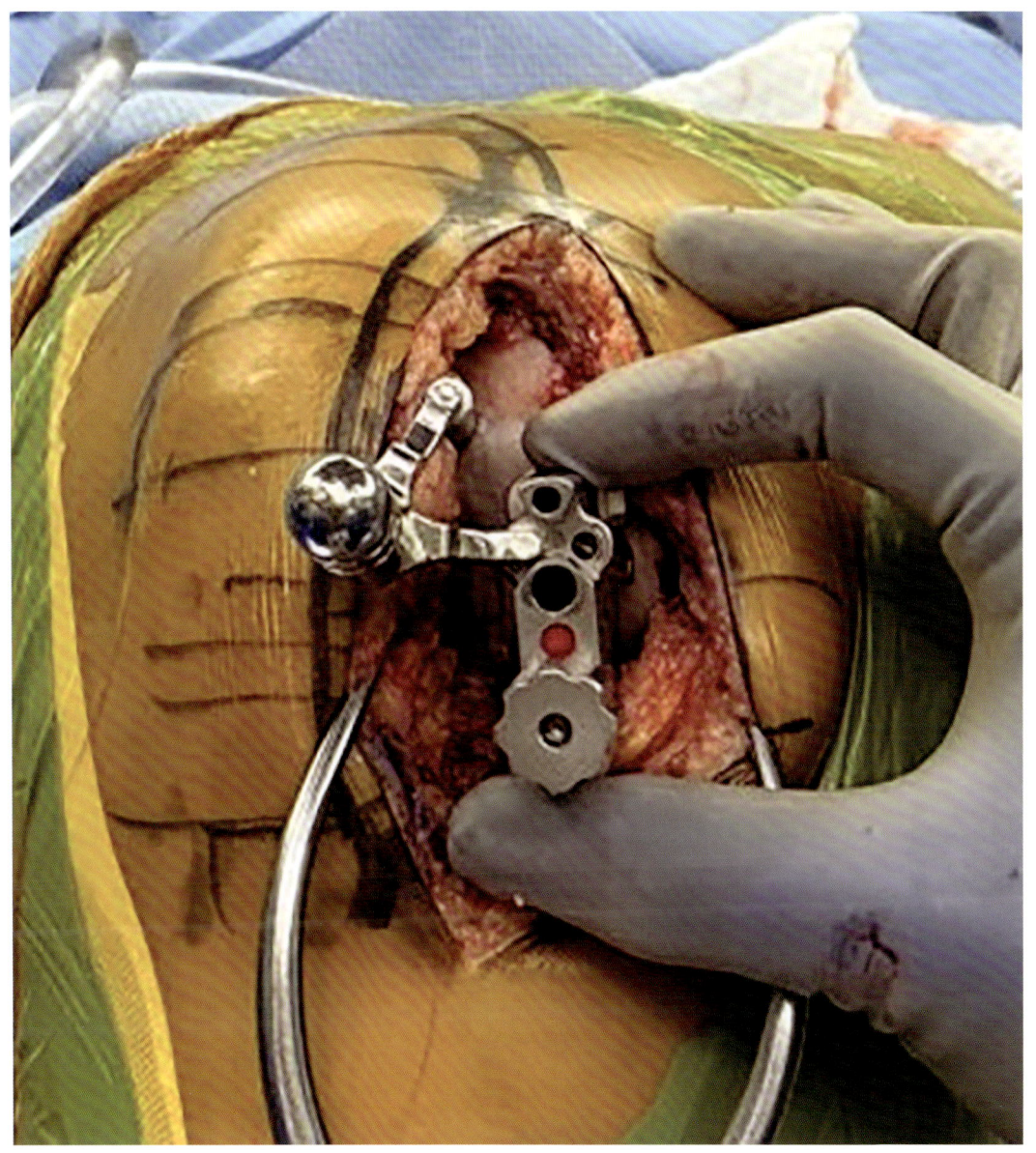

图 7.13 较新的器械将股骨准备夹具机械地连接到髓内定位杆上,确保正确的屈伸和外翻/内翻对齐

植入

植入真正的骨水泥假体固定步骤与第 6 章中固定平台的描述相同。使用试验性间隙垫片来加压,并将膝关节固定在 20° 屈曲处,直到假体聚合完全完成。此时,间隙垫片被移除,任何挤出的骨水泥被去除。真正的活动平台的垫片在膝关节大约 80° 屈曲时使用拇指按压推入。如果屈曲间隙存在张力,则需要"显著"的

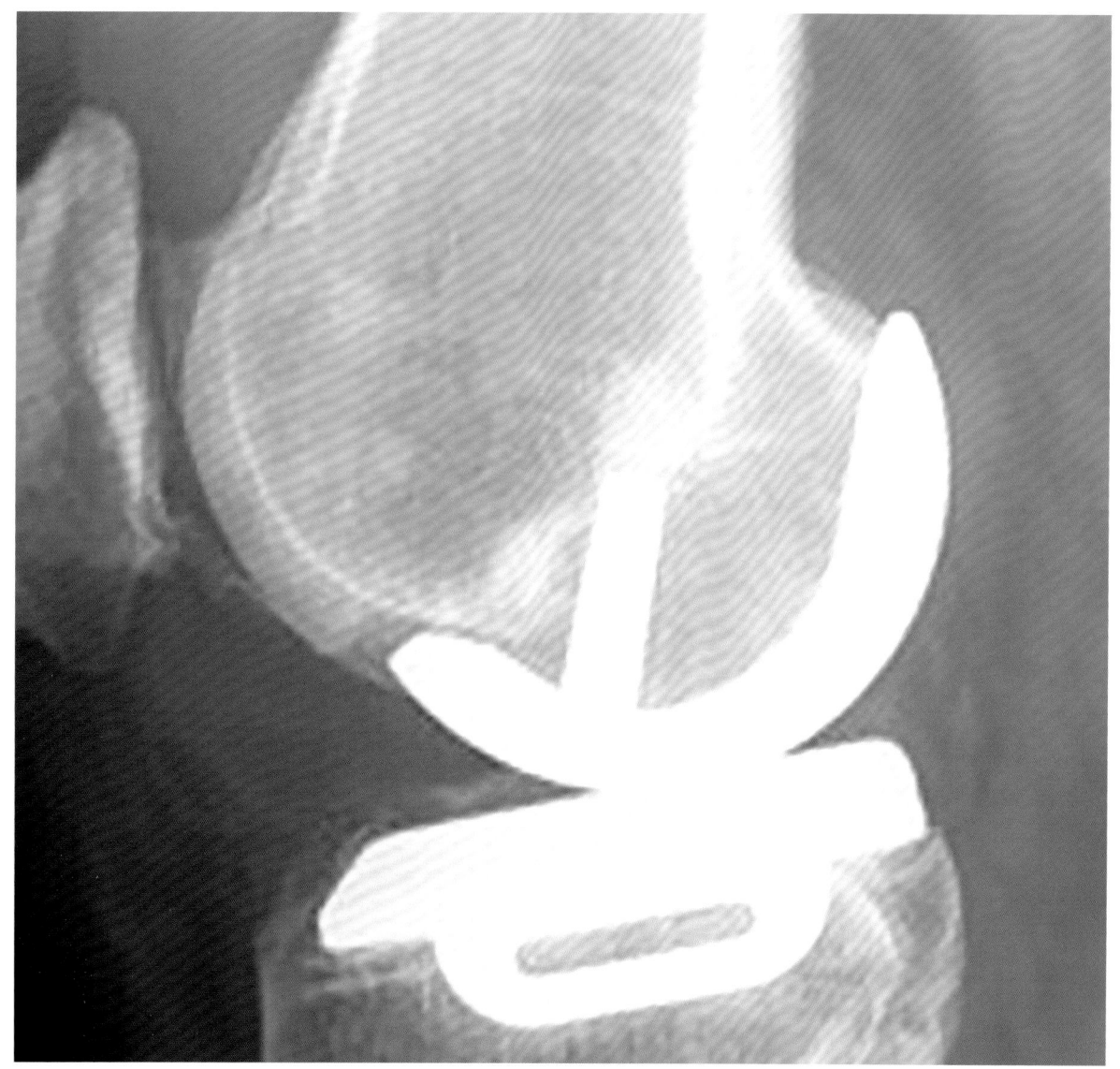

图 7.14　股骨扩孔过程中通常会在股骨假体前缘前方形成一个凹陷。这缓解了胫骨平台完全伸直时对股骨髁的潜在撞击。如有必要，可以用凿子扩大这个凹陷

拇指压力。

在理想情况下，一个良好的关节置换手术将显示保守的胫骨截骨，将术前内翻畸形矫正为轻度解剖外翻（轻度机械内翻），并使股骨和胫骨假体对齐（图7.15）。轻微的机械外翻将使外侧间室的晚期继发性退变机会达到最小化。

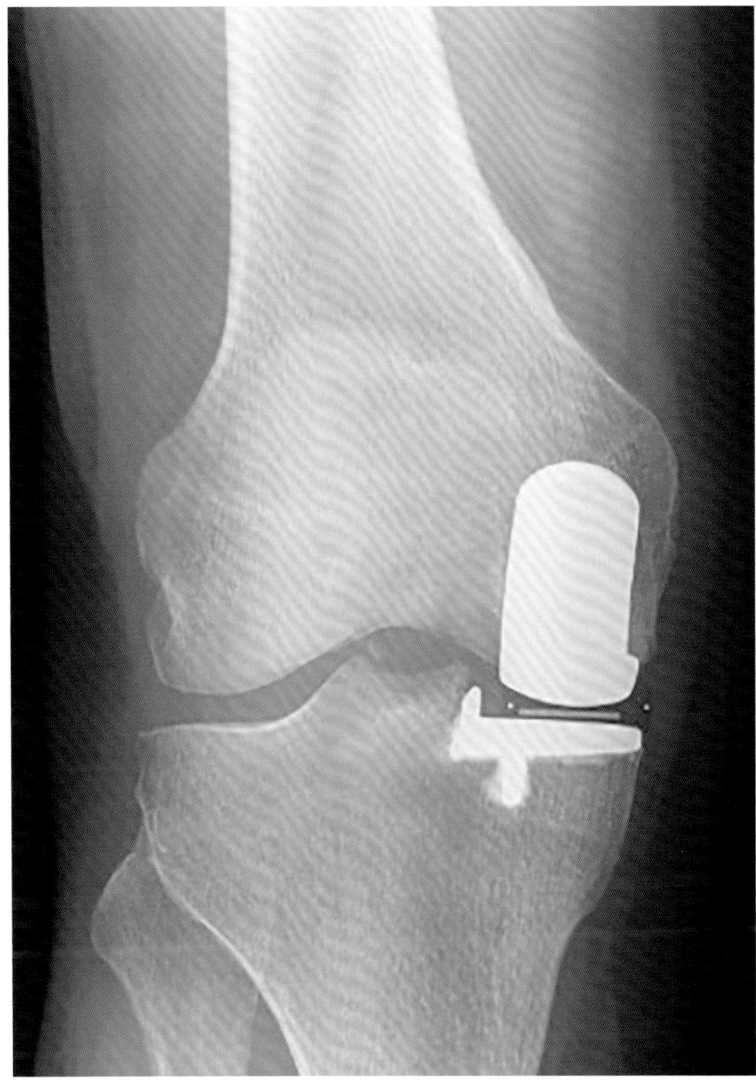

图 7.15 对齐良好的活动平台关节置换术后 X 线片显示保守的胫骨截骨,适当的内翻畸形矫正,关节假体之间的一致性良好

参考文献

1. Murray DW, Goodfellow JW, O'Connor JJ. The Oxford medial unicompartmental arthroplasty: a ten-year survival study. *J Bone Joint Surg Br*. 1988;80-B(6):983–989.
2. White SH, Ludkowski PF, Goodfellow JW. Anteromedial osteoarthritis of the knee. *J Bone Joint Surg Br*. 1991;73:582–586.
3. McCallum JD, Scott RD. Duplication of medial erosion in unicompartmental knee arthroplasties. *J Bone Joint Surg Br*. 1995;77:726–728.
4. Campi S, Pandit H, Hooper G, et al. Ten-year survival and seven-year functional results of cementless Oxford unicompartmental knee replacement: a prospective consecutive series of our first 1000 cases. *Knee*. 2018;25(6): 1231–1237.
5. *Oxford Partial Knee Replacement Surgical Technique, Zimmer Biomet*. Available at: https://www.zimmerbiomet.com/content/dam/zimmer-biomet/medical-professionals/000-surgical-techniques/knee/oxford-partial-knee-microplasty-instrumentation-surgical-technique.pdf.

第8章

外侧膝关节单髁置换术

适应证

外侧膝关节单髁置换术（UKA）的适应证与内侧 UKA 类似。然而，它的发生率远低于内侧置换。在大多数经验丰富的 UKA 实践中，外侧关节置换约占 UKA 的 10%。患者更可能是女性，并且会出现外翻膝关节，伴随外侧膝关节疼痛和仅限于外侧间室的影像学变化。前交叉韧带（ACL）应该完整。与内侧退变相比，外侧退变的影像学上存在软骨硬化的概率更高，并且只要没有慢性或反复发作的活动性滑膜炎症史，不会成为 UKA 的禁忌。由于外侧骨性关节炎的磨损模式在股骨和胫骨上都是后方的，标准的直立前后（AP）位 X 线片可能仍然在终末期疾病中显示关节间隙。因此需要进行后前（PA）位站立屈曲视图以显示关节间隙的消失，并且应该进行常规检查（图 8.1）。

对于行外侧 UKA 的膝关节而言，外翻畸形应小于解剖轴 12°（或小于 5°~7° 的机械轴外翻）。超出此范围的畸形通常与内侧副韧带松弛有关，这是外侧 UKA 的禁忌证（图 8.2）。

手术原则

与内侧 UKA 相比，外侧 UKA 的手术技术更加困难，部分原因是由于它的发生率较低。髌骨撞击更有可能发生，因为在高度屈曲时，髌骨通常更倾向于与外侧股骨髁关节面接触，而不是内侧股骨髁，因此手术中将股骨组件的前缘凹入滑车软骨非常关键。

与内侧骨关节炎的磨损模式（前方和外周）相反，外侧的磨损模式是在后方[1]。这使得 ACL 的完整和功能更加重要，并且导致建议在胫骨截骨时几乎不应用后倾角，以防止股骨组件在胫骨组件的聚乙烯上发生后向磨损（图 8.3）。这种后向磨损和组件跟踪的倾向也意味着在外侧关节置换中不鼓励使用活动平台关节，以避免垫片的后向半脱位或脱位[2]。临床上，如果在施加外翻应力的同时轻轻活动膝关节在 30°~60° 的屈曲之间，体格检查可以引出骨性摩擦音。这种后向磨损模式还解释了为什么一些有明显外侧关节炎的患者在站立和行走时可以接受，但在膝关节弯曲负重时（如爬坡或上楼梯时）会出现严重不适。

手术技术

外侧 UKA 的手术入路可以是内侧或外侧入路。外侧切口的优点包括直接进入和更短的切口，以及由于肌腱侵害较少，股四头肌功能恢复更快[3-4]。内侧关节切开的优点包括有机会彻底评估关节的其余部分以确定手术的适当性，并在术中如有需要转换为全膝关节置换[5]。尽管通过外侧入路仍可以进行转换，但技术上要求更高。此外，如果将来需要翻修，内侧皮肤切口和内侧关节切开可以重新利用，以便轻松

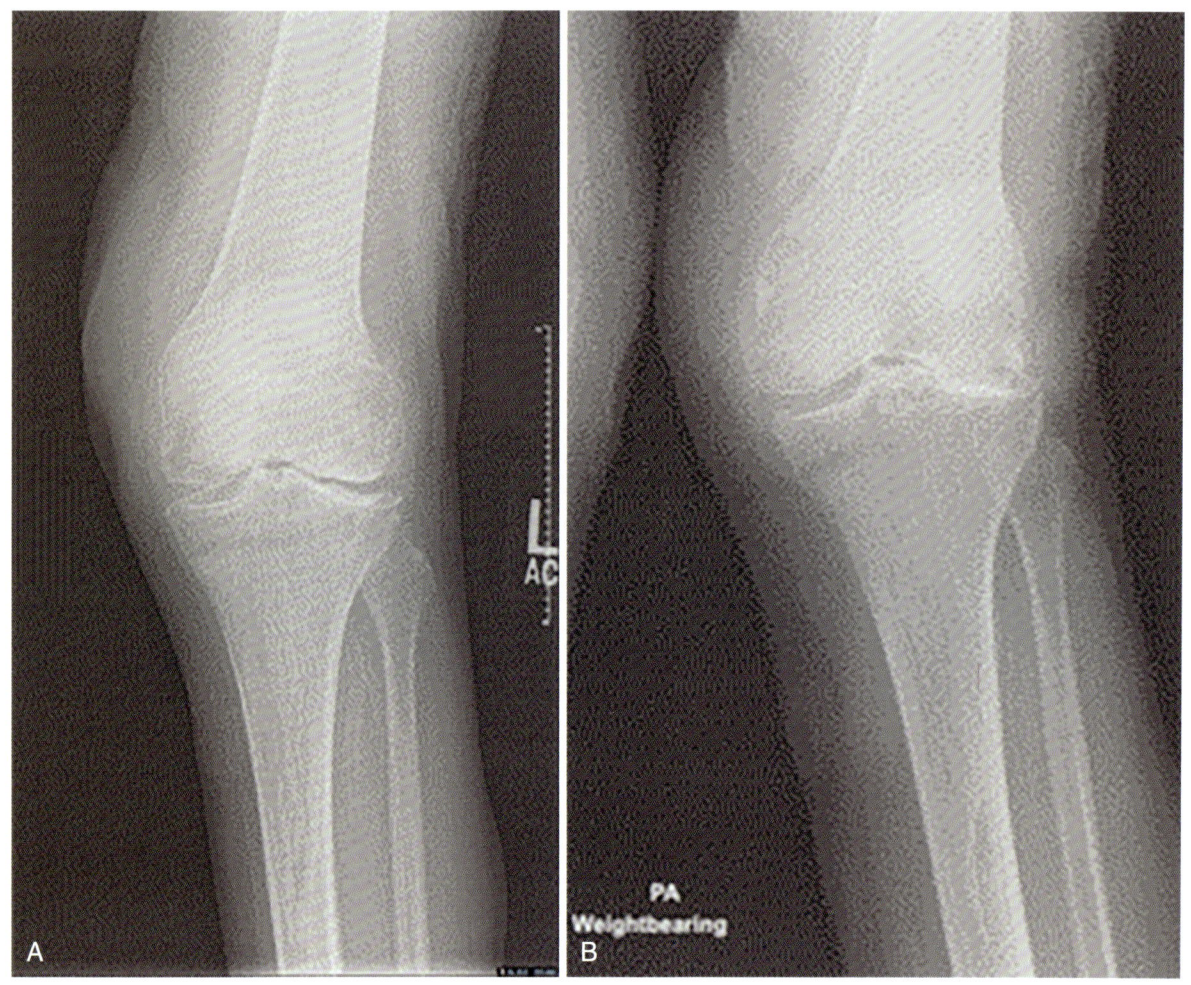

图 8.1 （A）在终末期退变中，标准直立 AP 片仍可显示外侧关节间隙，因为软骨退变通常是在后部而不是远端。（B）同一患者站立部分屈曲位 PA 片显示膝关节关节间隙消失。AP，前后位；PA，后前位

显露手术区域。如果翻修需要通过新的内侧切口进行，先前的外侧切口可能会影响伤口愈合，因为新的内侧切口可能会使间隔皮肤桥去血管化。因此，如果采用外侧关节切开，如果将来需要内侧入路进行翻修手术，皮肤切口应该位于中线 [4]。

内侧入路

内侧关节切开的皮肤切口可以很短。当关节切开接近内侧半月板前角时，解剖向外进行，位于冠状韧带前方，以避免扰乱内侧半月板 [5]。髌骨半脱位或外翻，屈曲膝关节。从胫骨前方去除足够的脂肪垫，以显露其前方用于胫骨截骨。在外侧半月板外侧的中冠状面上做一个切口，用于放置弯曲的 Hohmann 牵引器。在整个手术剩余部分，湿润的伤口敷料可以保护皮下组织和内侧间室（图 8.4）。

股骨远端通常有残余软骨（图 8.5），在股

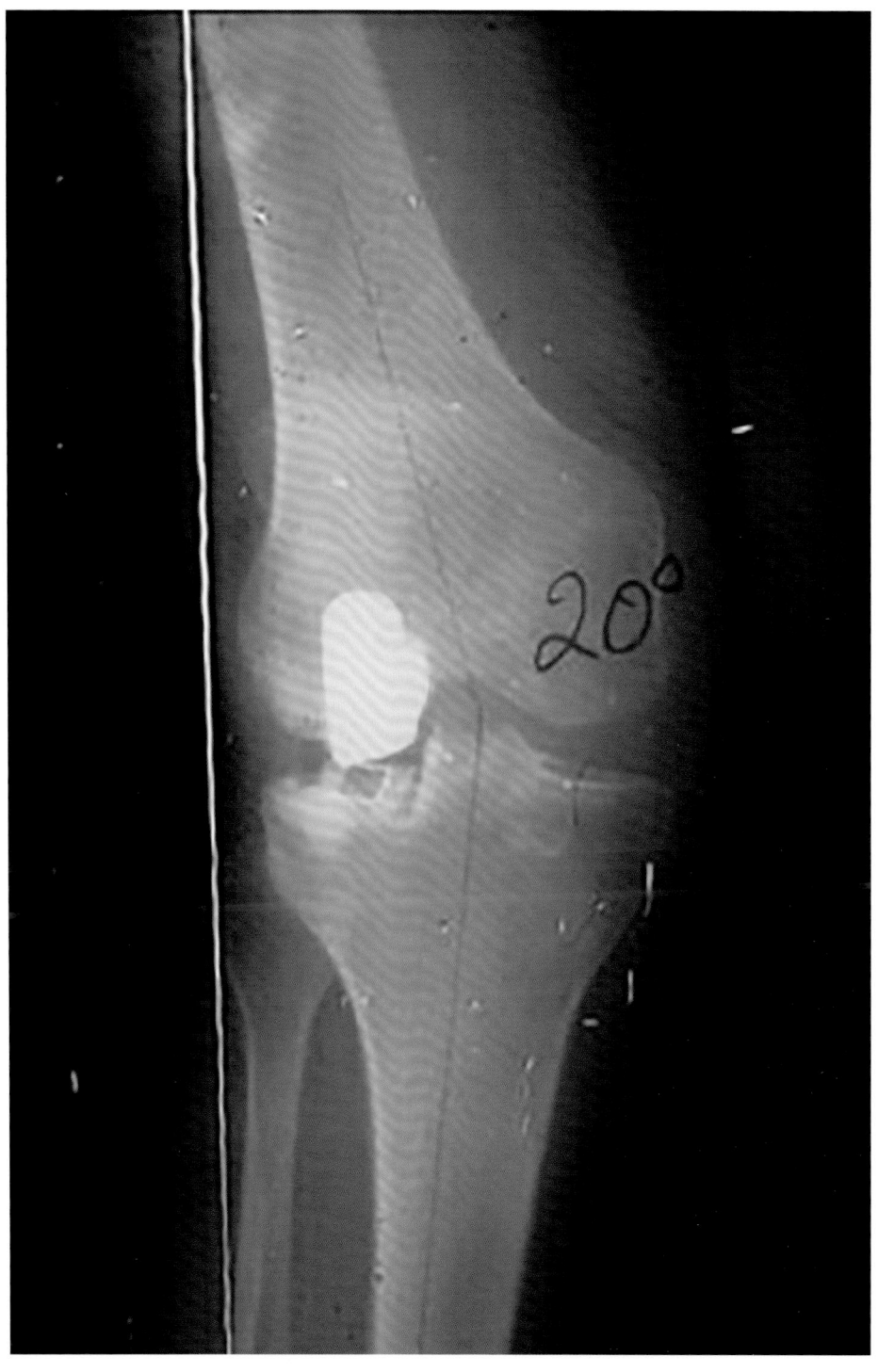

图 8.2 站立位术后 X 线片所示，外侧膝关节单髁置换术不能恢复术前内侧副韧带松弛的膝关节的稳定性

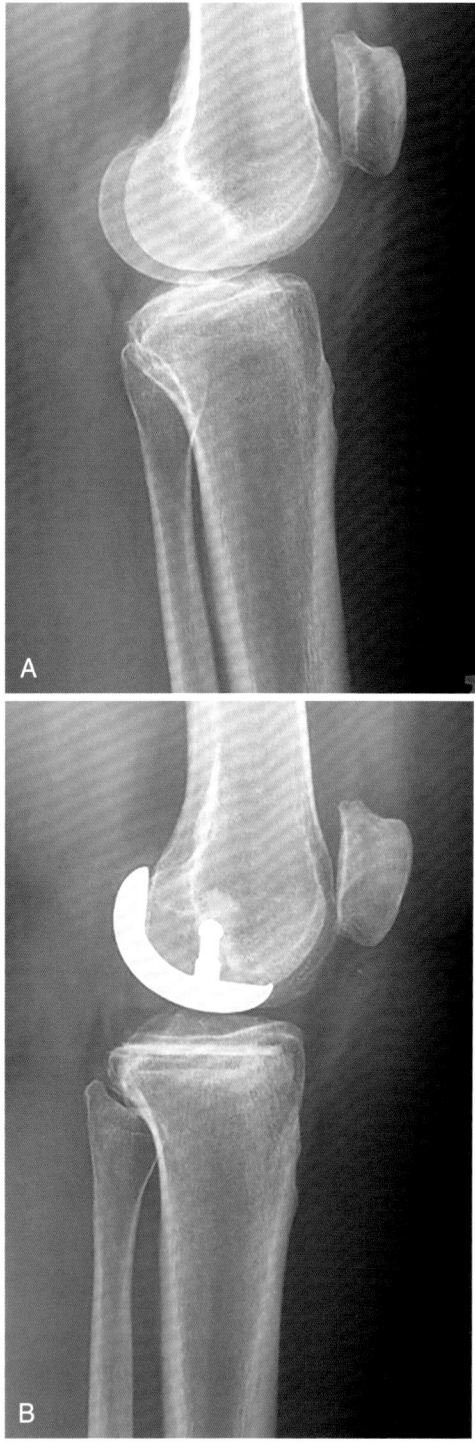

图 8.3 （A）术前侧位 X 线片显示孤立性外侧骨关节炎患者典型的外侧间室后倾。（B）术后侧位 X 线片显示胫骨切除术后后倾极小

第 8 章 外侧膝关节单髁置换术

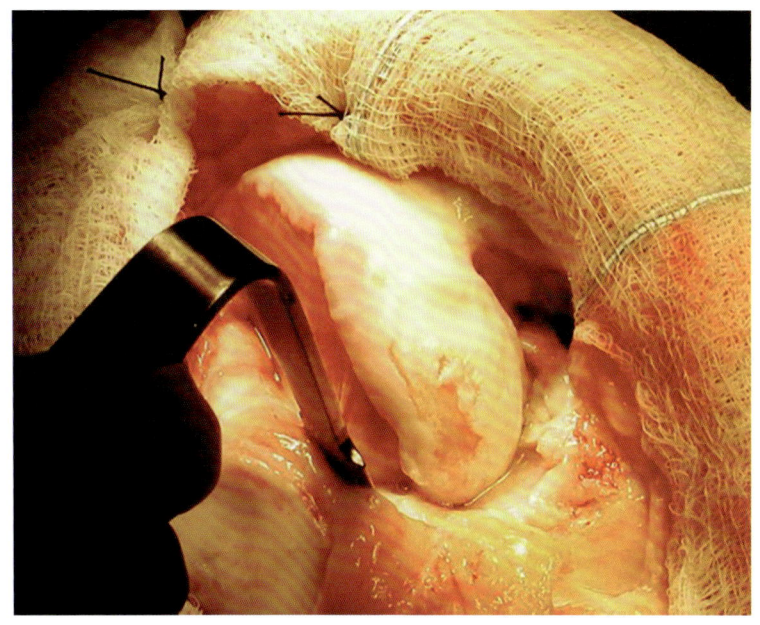

图 8.4 外侧关节置换术中内侧切口获得术中显露。用湿润的伤口敷料保护软组织和内侧间室

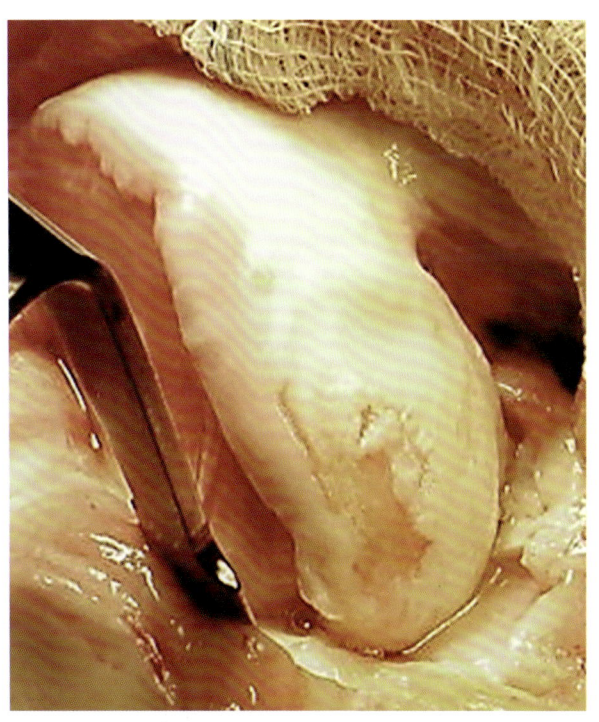

图 8.5 术中照片显示保留的股骨远端软骨和典型的外侧骨关节炎的后部磨损模式

骨远端截骨之前应将其去除，以避免远端髁的切除不足可能会阻碍固定平台股骨组件前缘的凹入（图8.6）。这种增加的远端股骨切除需要非常保守的初始胫骨截骨（图8.7），以避免需要非常厚的胫骨垫片来平衡膝关节，其可能在任何给定的UKA系统中都不可用。

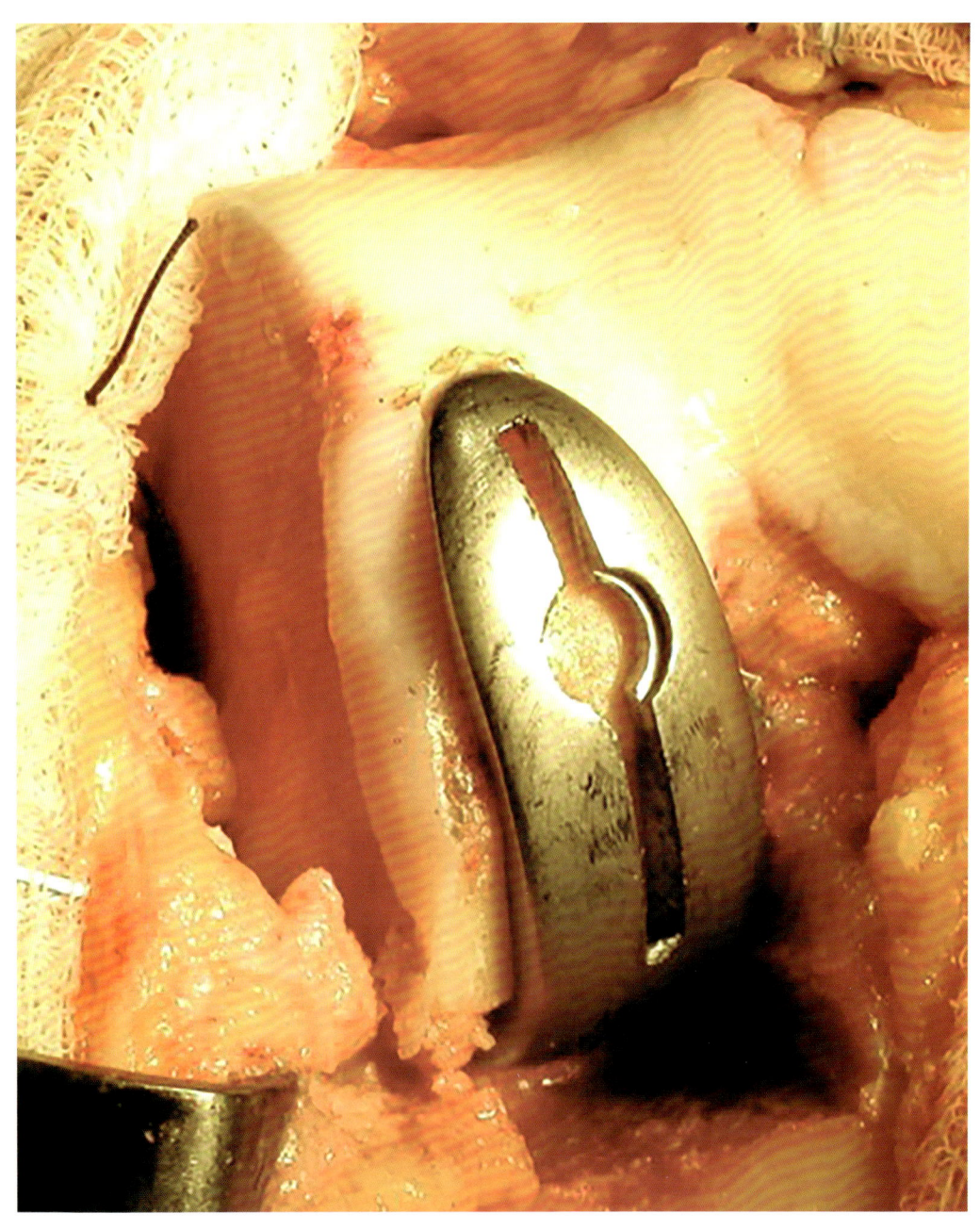

图8.6　当膝关节屈曲超过90°时，未能从股骨外侧髁移除保留的远端软骨会导致股骨假体前缘突出，从而导致髌骨撞击

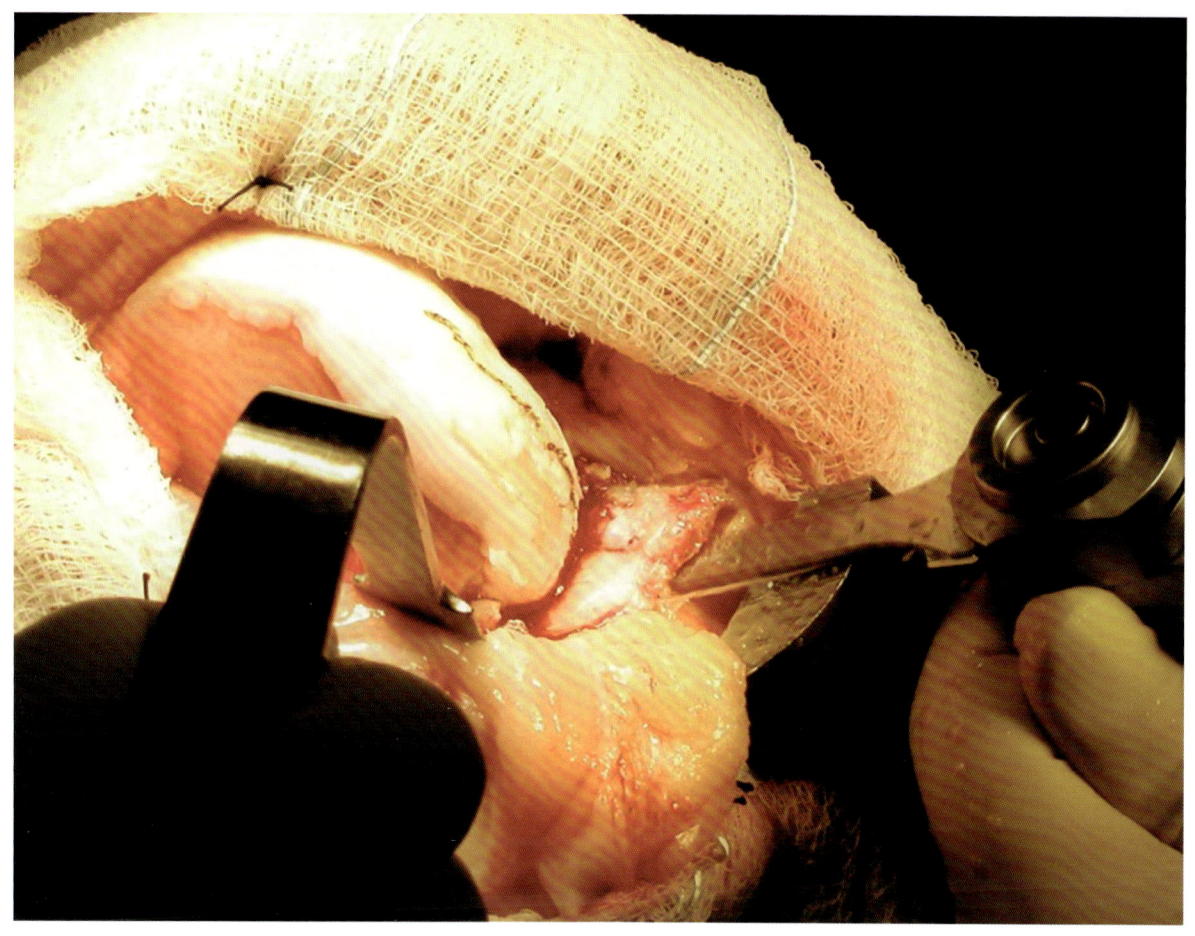

图 8.7　外侧膝关节单髁置换术的初始胫骨截骨应保守

过度增加股骨假体前后尺寸也可能导致髌骨撞击,这将需要缩小尺寸以避免撞击(图8.8A)。在缩小尺寸时,重要的是检查膝关节完全伸直时是否保持了足够的金属与聚乙烯的接触(图 8.8B)。

外侧关节置换术的最佳股骨假体旋转是在膝关节屈曲 90° 时相对于胫骨轴线是中立位对齐(图 8.9)。关于内-外侧放置,外科医生应将股骨假体放置得更靠外侧(胫骨假体放置得更靠内侧),以最大程度地增加关节接触面的一致性(图 8.10)。

关于将胫骨假体放置得更靠外侧的趋势,在定制或具有不同设计的现成胫骨假体中不是问题,这些假体为内侧和外侧胫骨提供了不同的设计[6]。

外侧入路

对于外侧 UKA,大多数外科医生实际上更喜欢外侧入路,并接受之前描述的相对于内侧入路所做的妥协。外侧关节切开直接显露了外侧髁和平台[3-4]。先前对内侧入路所提倡的相同的组件定位原则仍然适用。从恢复方面来看,相对于能够做直腿抬高和恢复全范围运动,恢复速度可能会快几天。

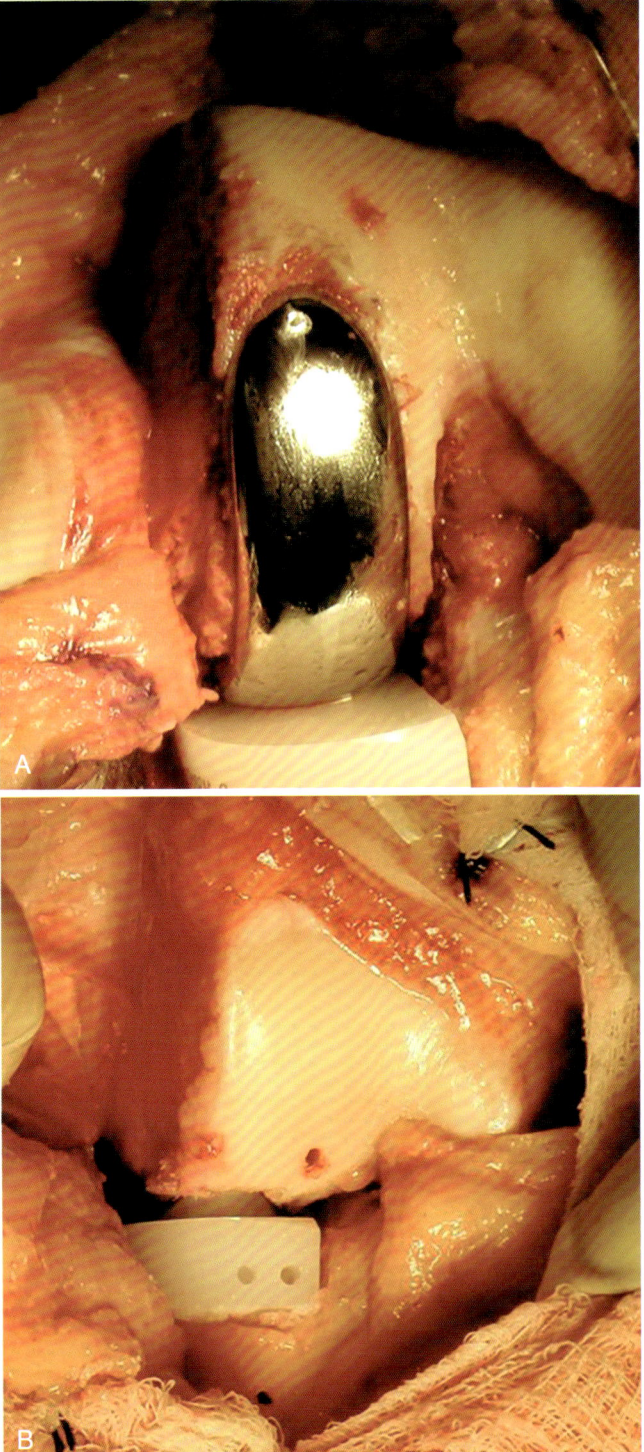

图 8.8 （A）通过缩小股骨假体，使其前缘后退，该患者的髌骨撞击得以解决。（B）缩小尺寸后，膝关节完全伸直时应保持足够的金属与聚乙烯接触

第 8 章 外侧膝关节单髁置换术

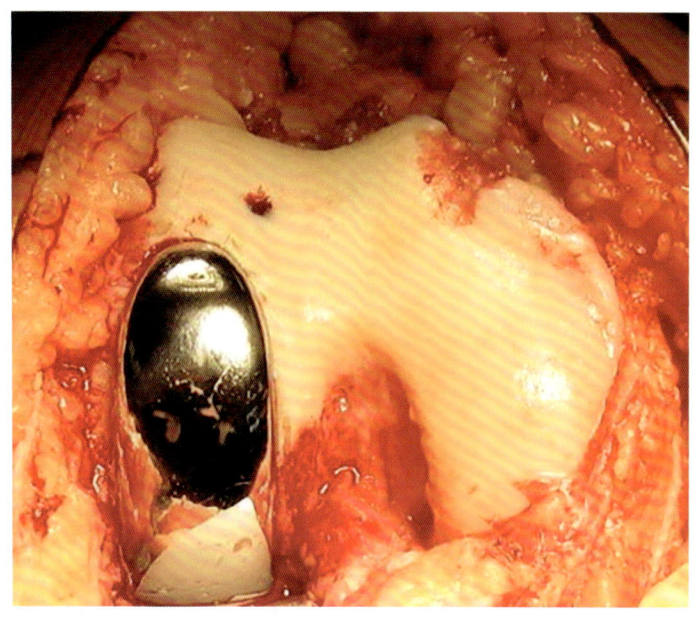

图 8.9 当膝关节屈曲 90° 时，相对于胫骨轴长轴，股骨假体旋转方向应为中立位

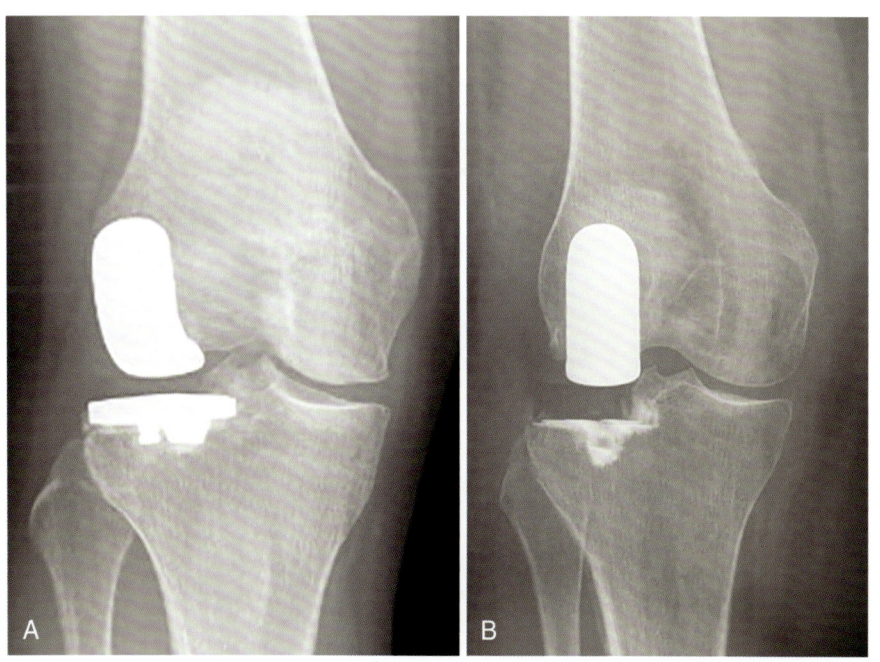

图 8.10 （A）如图所示，股骨假体应尽量靠外侧放置，胫骨假体应足够内侧放置，以在关节处形成良好的内侧 - 外侧一致性。（B）如图所示，当股骨假体过于内侧而胫骨假体过于外侧时，会导致内侧 - 外侧关节不一致

康复和结果

外侧 UKA 的康复和结果与内侧单髁置换术类似（见第 5 章）。通常能完全恢复活动范围（图 8.11）。有很多例子表明，中年女性通过外侧单髁置换术可以重新参加剧烈的体育运动（图 8.12～图 8.14）。这些积极的患者应该明白，这样做可能会缩短关节寿命。但如果手术做得好，外侧 UKA 不太可能影响任何未来的翻修手术。

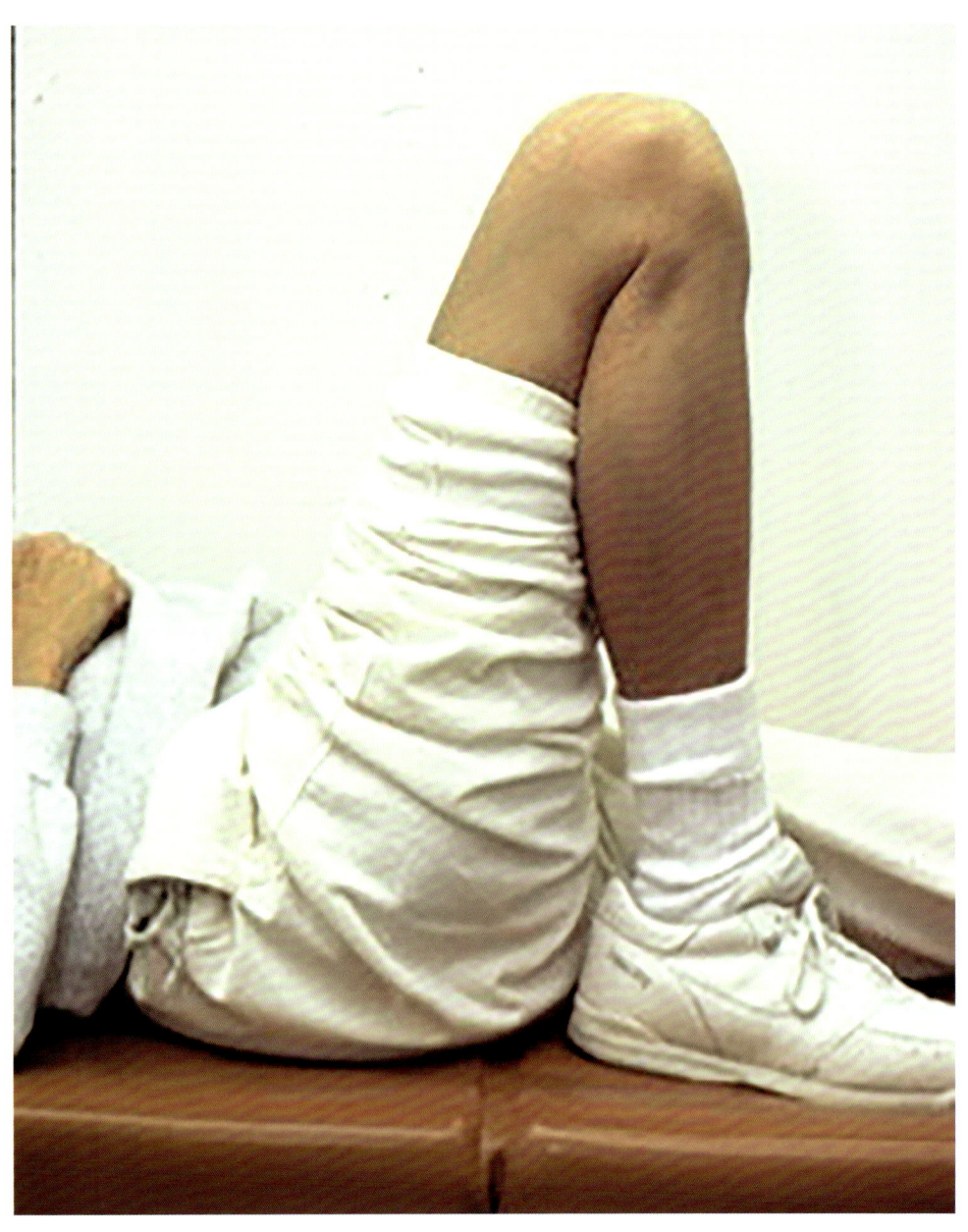

图 8.11　外侧膝关节单髁置换术能够实现完全屈曲

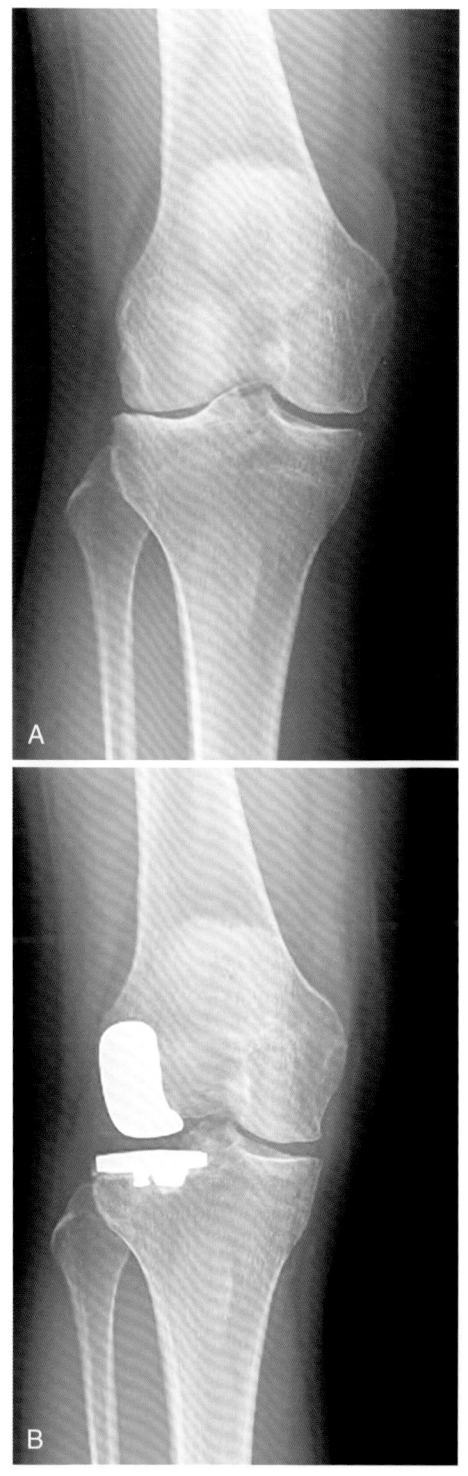

图 8.12　一名 47 岁女性术后重返黑钻石道滑雪，(A) 术前和 (B) 术后 X 线片

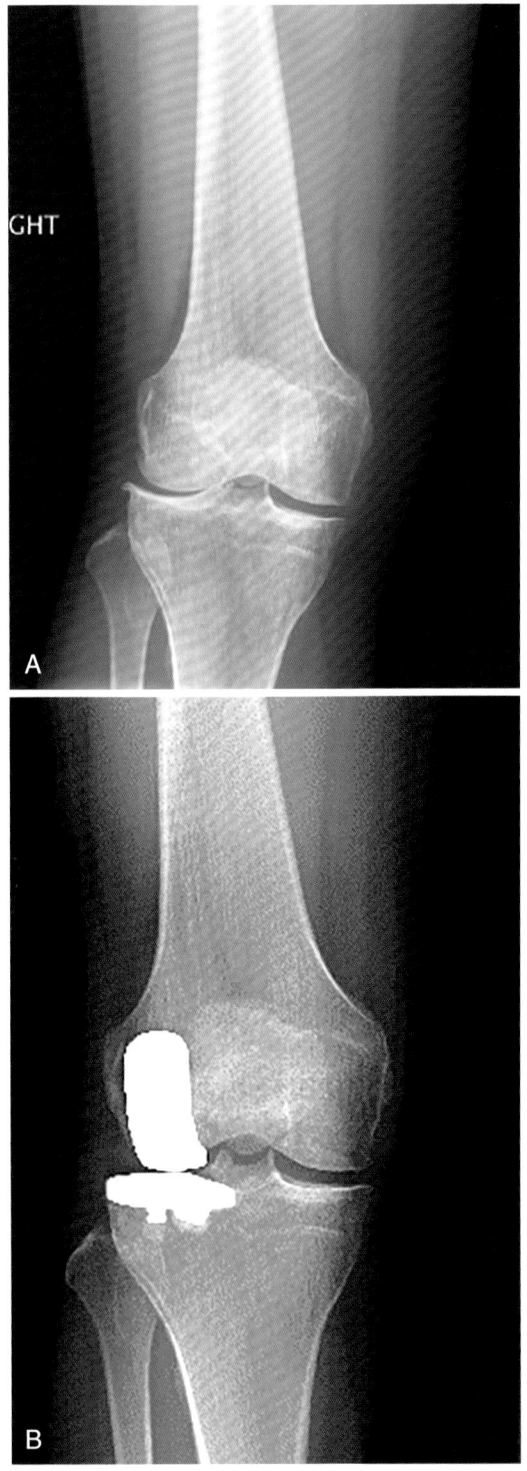

图 8.13 一名 45 岁女子重返国家网球双打比赛,(A)术前和(B)术后 X 线片

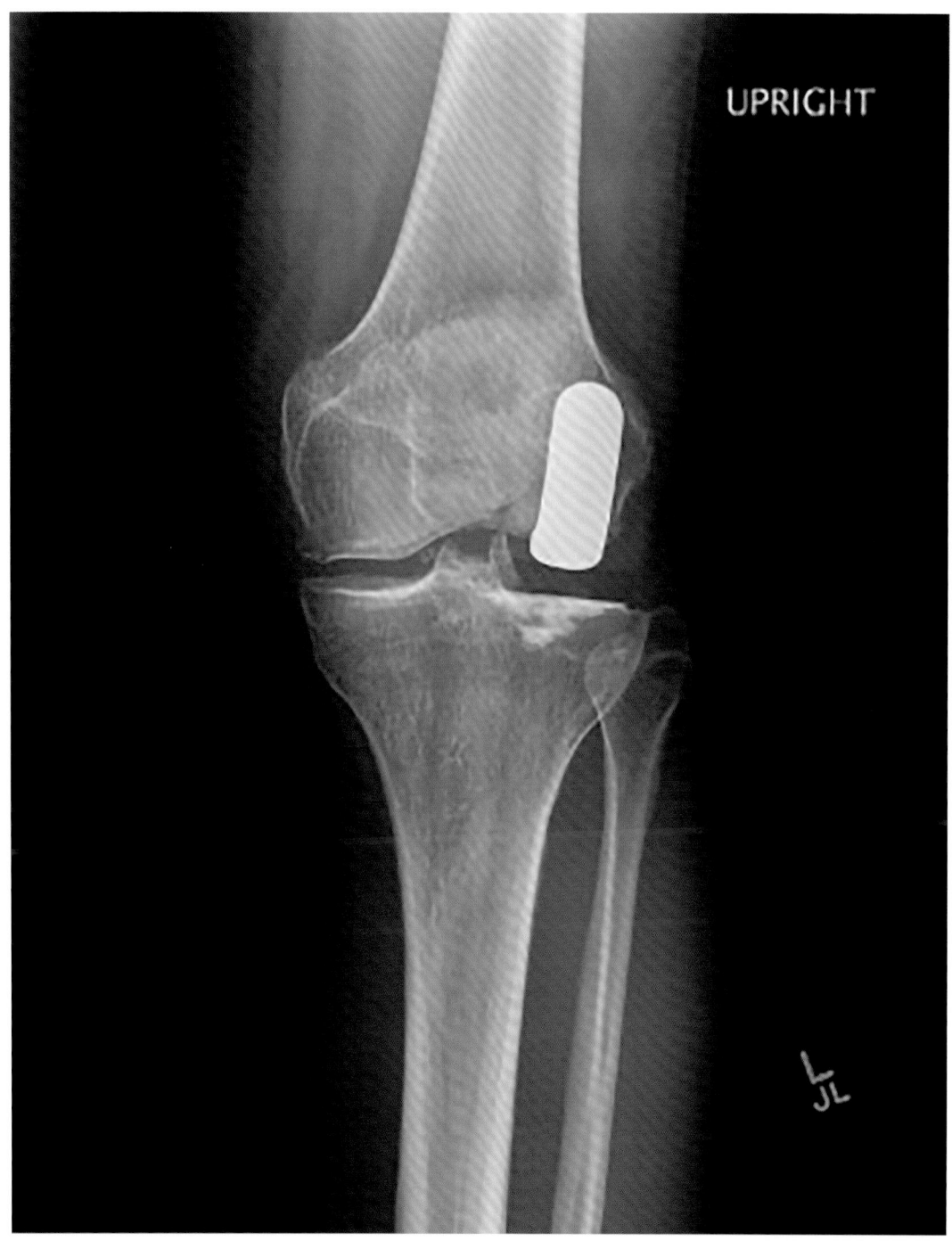

图 8.14 一名 46 岁女性的术后 X 线片。55 岁时仍在参加马拉松、铁人三项和国际"铁人"赛事

参考文献

1. White SH, Ludkowski PF, Goodfellow JW. Anteromedial osteoarthritis of the knee. *J Bone Joint Surg Br*. 1991;73: 582–586.
2. Pandit H, Jenkins C, Beard DJ, et al. Mobile bearing dislocation in lateral unicompartmental knee replacement. *Knee*. 2010;17:392–397.
3. Pennington DW, Swienckowski JJ, Lutes WB, Drake GN. Lateral unicompartmental knee arthroplasty: survivorship and technical considerations at an average follow-up of 12.4 years. *J Arthroplasty*. 2006;21:13–17.
4. Ollivier M, Abdel MP, Parrotte S, Argenson JN. Lateral unicondylar arthroplasty: contemporary indications, surgical technique and results. *Int Orthop*. 2014;38: 449–455.
5. Sah AP, Scott RD. Lateral unicompartmental knee arthroplasty through a medial approach: study with an average five-year follow-up. *J Bone Joint Surg Am*. 2007;89:1948–1954.
6. Fitz W, Bliss R, Losina E. Current fit of medial and lateral unicompartmental knee arthroplasty. *Acta Orthop Belg*. 2013;79:191–196.

非典型的膝关节单髁置换术

尽管膝关节单髁置换术（UKA）的"经典"适应证是前交叉韧带（ACL）完整的老年患者的内侧或外侧间室的孤立性终末期骨关节炎，但仍存在其他潜在适应证，这些"非典型患者"包括 ACL 缺陷的患者、一些诊断为骨坏死的患者以及中年患者。80 岁的老人通常被排除在适应证人群之外，但是也有可能符合条件。最后，在胫骨截骨失败或胫骨平台骨折愈合后，也可进行 UKA。

ACL 缺陷的膝关节

根据 20 世纪 80 年代末制定的标准，ACL 缺陷被认为是 UKA 的禁忌证[1]。其理由是，固定平台 UKA 几乎不提供或根本不提供前后（AP）约束力，将无法恢复膝关节的 AP 稳定性。有一些报道称，如果在关节置换术之前或同时进行前交叉韧带重建，这些患者会获得短期成功[2-3]。然而，采用这种联合手术可能会延长恢复时间。只要患者的胫骨磨损模式没有向后发展超过胫骨平台的中 1/3，并且患者没有不稳定的主诉，就可以成功地在 ACL 缺陷的膝关节中进行固定平台的内侧 UKA。如第 3 章所述，内侧骨关节炎的正常胫骨磨损模式为前部磨损（见图 3.6A）。在 ACL 缺陷的膝关节中，随着疾病的进展，磨损模式向后移动（图 9.1）。一旦到达平台的后 1/3，稳定性就无法恢复，UKA 成功的可能性很小。在活动平台关节，也可能出现假体脱位[4]。

如果在 ACL 缺陷且具有中 1/3 平台磨损模式的膝关节进行固定平台 UKA，重要的是在胫骨截骨时应用很小或不采用后倾角，以阻止后部半脱位、后部聚乙烯磨损和潜在的胫骨松动[5]。在这些患者中，作者更喜欢 0°~3° 的后倾（图 9.2）。

骨坏死

只要股骨截骨后有足够的健康骨量剩余，就可以通过 UKA 成功治疗内侧股骨髁的孤立性自发性骨坏死伴继发性单间室骨关节炎[6-8]（图 9.3）。这通常可以通过 MRI 检查评估髁周围的骨结构在术前预测。对侧髁骨的状况也可进行评估，因为 UKA 在多灶性疾病中是禁忌证，如红斑狼疮、高剂量类固醇使用以及减压病相关的患者。

中年患者

由于 UKA 的最初适应证集中在老年患者，因此很少在 60 岁以下的中年患者中进行 UKA。随着在老年患者中获得了中长期成功，年龄标准被降低，将 40 岁或 50 岁的患者 UKA 视为胫骨近端截骨或全膝关节置换术的保守替代方案。相对于截骨术，Weale 和 Newman 的一份报告指出，UKA 的 10 年和 15 年生存率分别为

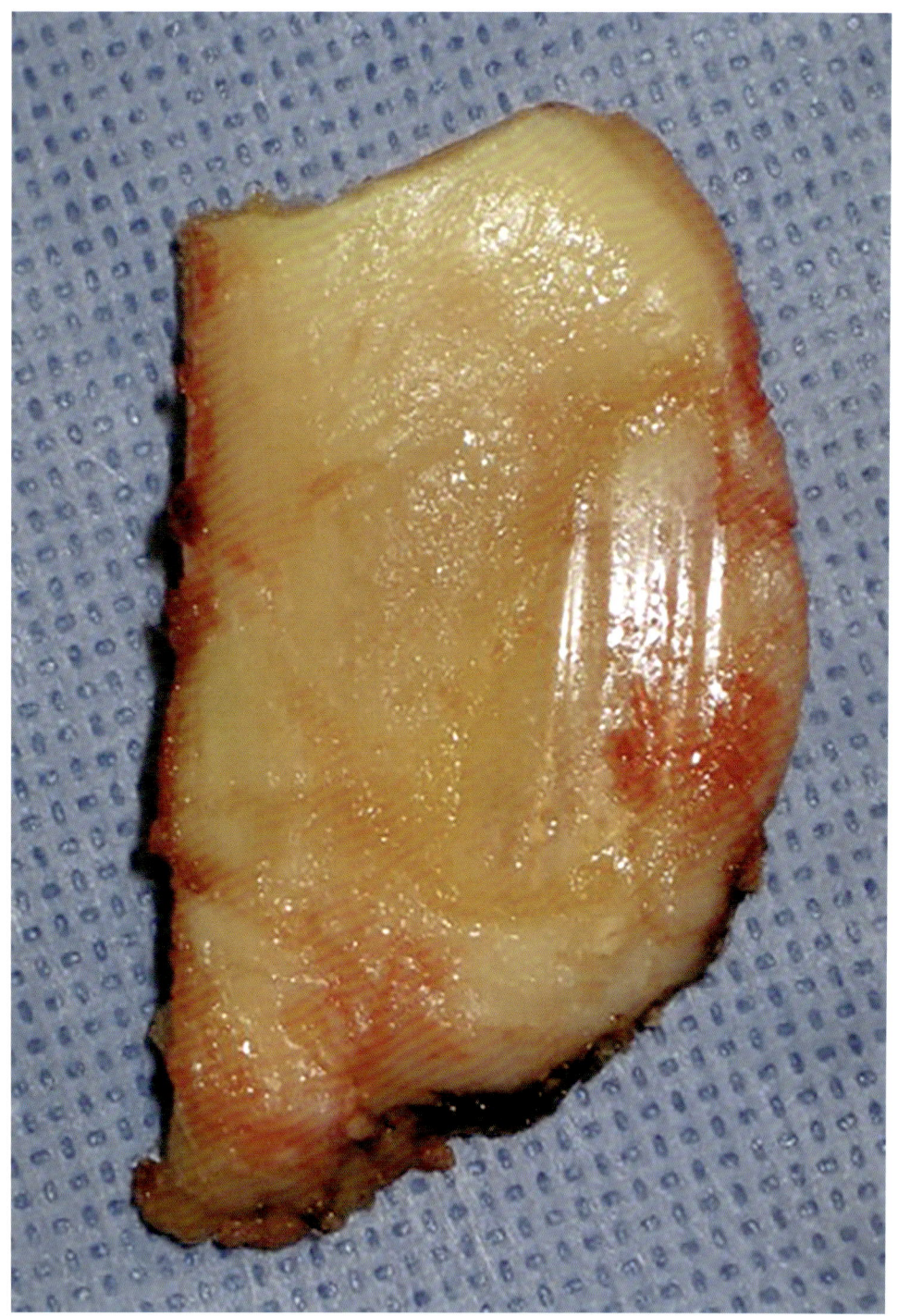

图9.1 当存在 ACL 缺陷时，内侧骨关节炎的胫骨磨损模式从前向后移动。此处显示的中心磨损模式允许患者是固定平台 UKA 的符合条件者。在这些情况下，胫骨截骨应采用很小或不采用后倾角（见正文和图9.2）

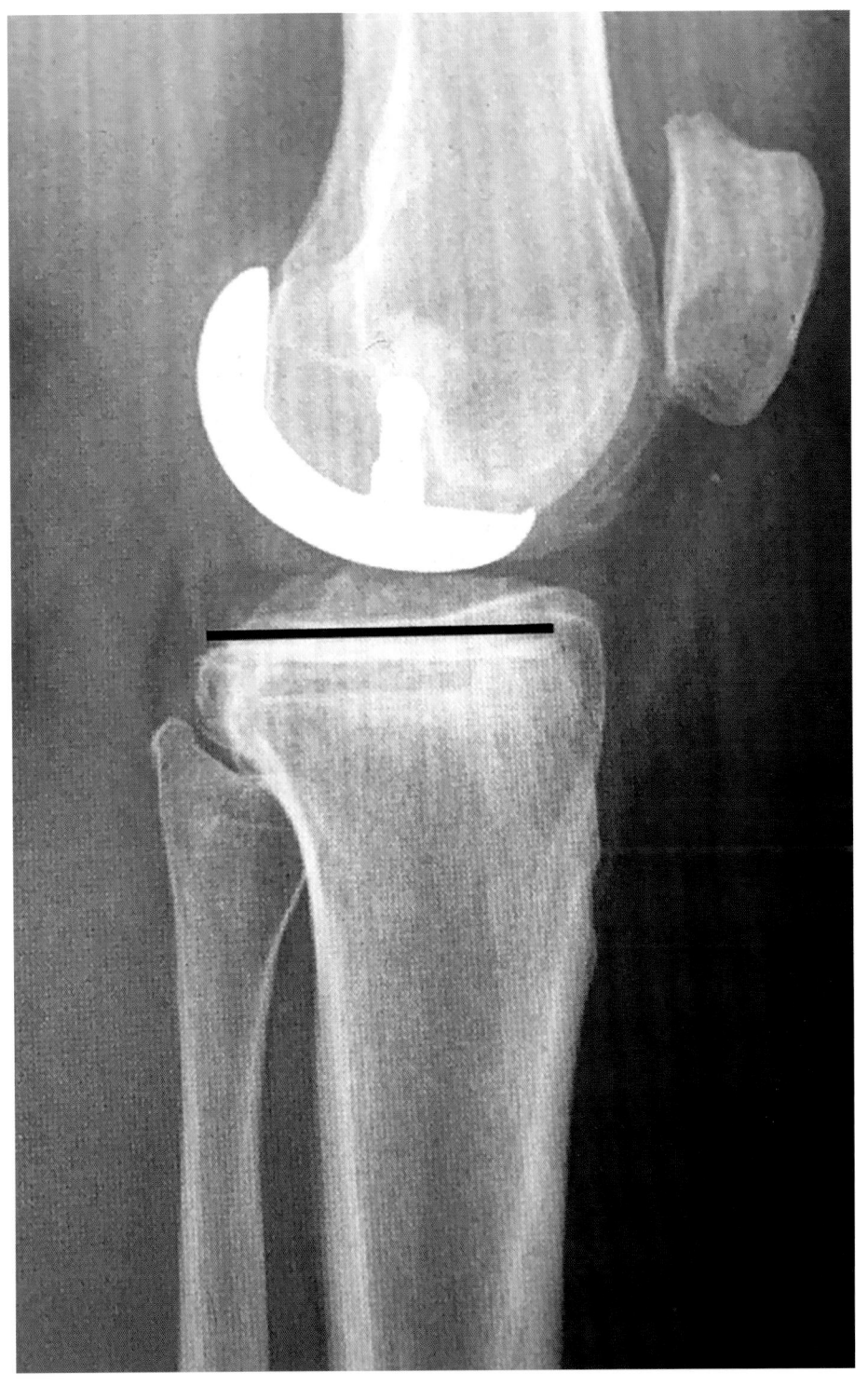

图 9.2 术后侧位 X 线片显示胫骨截骨很小或没有应用后倾角

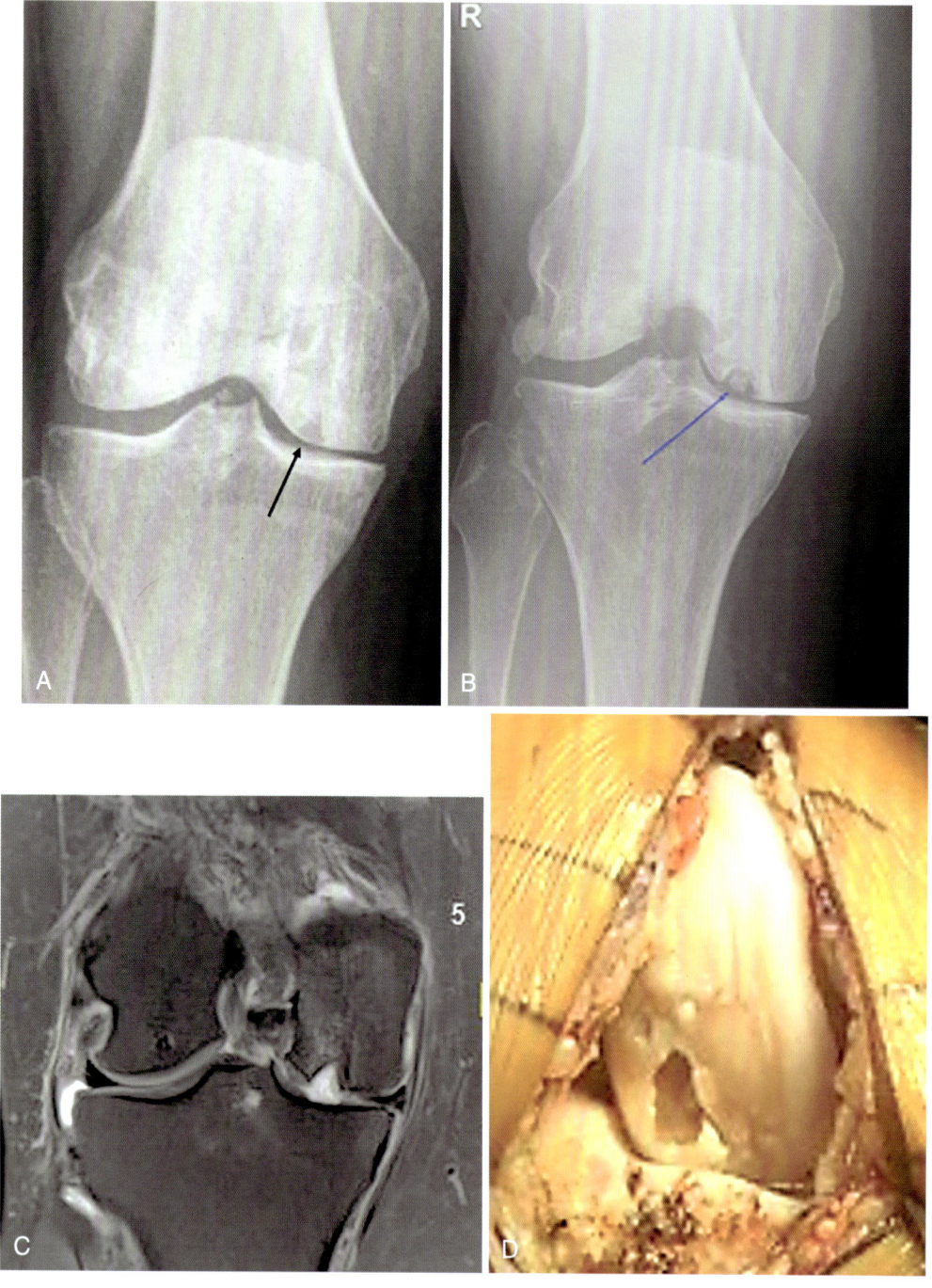

图 9.3 （A）一名患有膝关节内侧负重疼痛的患者的术前站立 AP X 线片，显示内侧关节间隙变窄，并提示存在内侧股骨髁的骨坏死区域（箭头）。（B）屈曲位 PA X 线片证实了骨坏死区域（蓝色箭头）。（C）磁共振成像进一步确定了骨坏死的区域，并证实其仅限于股骨内侧髁。（D）术中发现受累区域明显，在截骨后，有足够的骨量来支撑骨水泥股骨假体。AP，前后；PA，后前

90%和88%,而在相似的时间段内,胫骨高位截骨术(HTO)的生存率为76%和65%[9]。此外,与HTO相比,UKA的初始成功率更高,早期并发症更少,美容效果更好。此外,可以在同一天进行双侧手术,如果需要,翻修更容易(见第10章)。在中年患者群体中,UKA优于全膝关节置换术(TKA)的优点包括保留了两条交叉韧带,提供了更正常的膝关节运动学和潜在的更高水平的性能。最后,与TKA相比,UKA保留了骨量,并允许在需要时进行更容易、更少并发症的翻修(见第10章)。

随着微创UKA(minimally invasive UKA,MIU)的出现,UKA的倡导者对在年轻患者中进行UKA变得更有热情。微创UKA可以更快地恢复,缩短住院时间,在许多中心演变为门诊手术[10]。UKA在中年患者中的短期和中期结果都令人鼓舞[11-13]。作者的经验在中年患者使用UKA方面提出了一个警告。本文作者观察到,在中年肌肉发达的男性患者中,由于假体松动导致的UKA失败发生率更高(图9.4)。与

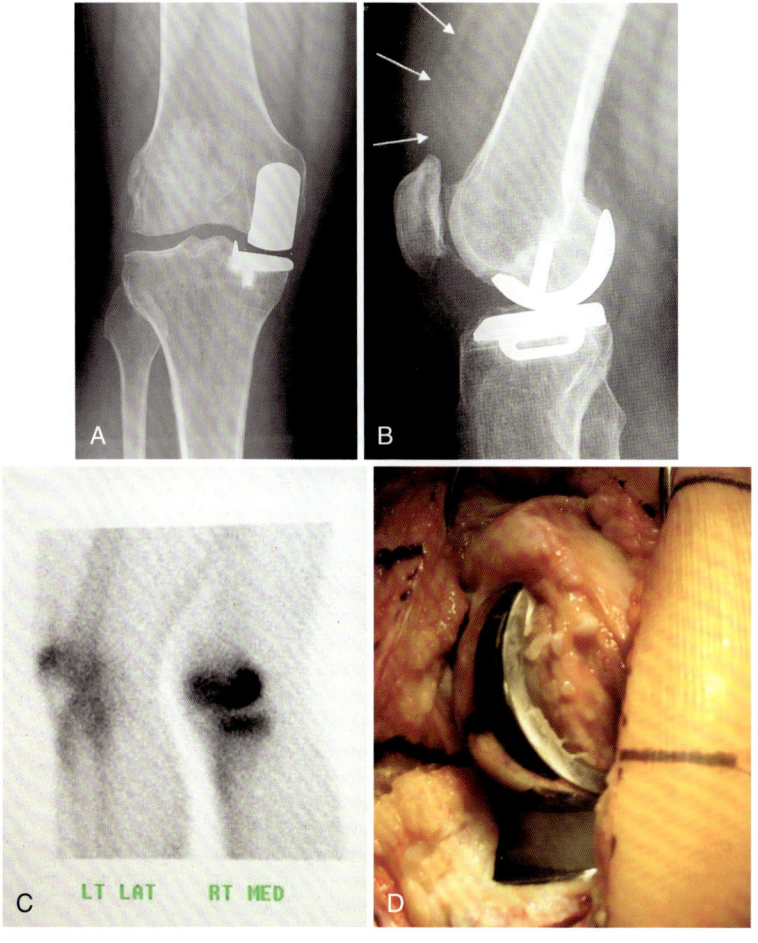

图9.4(A)一名54岁肌肉发达的男性患者的术后X线片,显示内侧单髁置换术对线良好。(B)同一患者手术后3年的侧位X线片显示膝关节大量积液(箭头)。患者抱怨数月的膝关节肿胀和负重时内侧疼痛,没有明显的假体松动迹象。(C)放射性核素骨扫描显示股骨假体周围的核素浓聚。(D)翻修手术时发现股骨假体明显松动。该系统中使用的假体最终进行了改进,通过增加第二个定位柱以增强固定

同样年龄的女性患者相比,假体松动的发生率似乎与高体重指数(BMI)无关,而是与非常高的体力活动水平有关(图9.5)。然而,我们在这一特定男性患者群体中的观察例数还不足以产生统计学意义。

高龄患者

虽然在80岁以上的老人中考虑UKA的较少,因为TKA可能会更适合他们,而UKA的风险略高,但相关文献和本文作者的经验支持在80岁以上的患者中考虑UKA[14-15]。

正如UKA可以被描述为年轻骨关节炎患者的首次保守关节置换术一样,UKA也可以被认为是80岁以上患者的最后一次关节置换术。其优点包括更快的恢复、更少的失血、术后立即出现并发症的风险更低,通常还有更便宜的假体。数据显示,当由经验丰富的外科医生植入UKA假体时,UKA假体的寿命更长[14]。此外,双侧同时进行UKA的可能性增加了这些优势[16]。

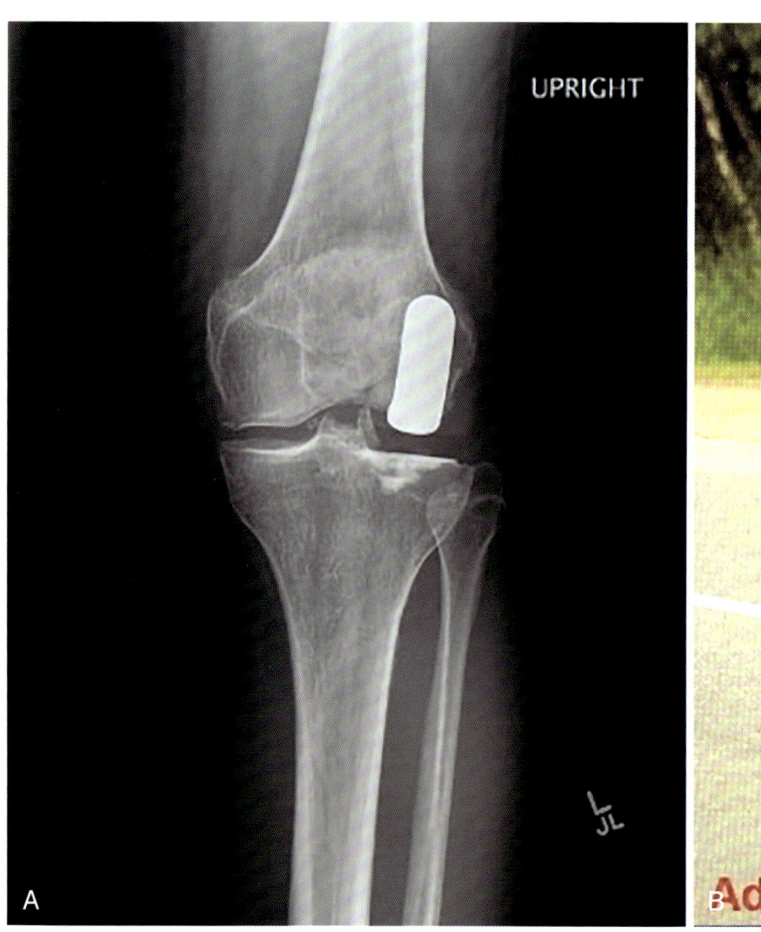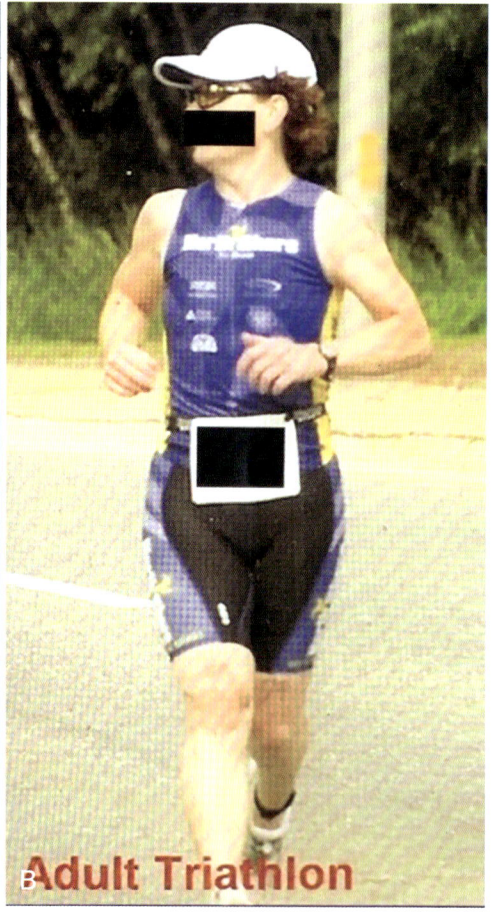

图9.5 (A)一名46岁女性患者外侧膝关节单髁置换术后的前后位X线片。(B)手术后9年,患者继续参加"铁人"和三项全能比赛

胫骨高位截骨后的 UKA

HTO 后 UKA 的适应证不常见,但也有可能[17]。这种不常见是因为 HTO 将膝关节力线变为轻度外翻。

截骨术的失败通常是由于对侧间室的继发性退变造成的双间室受累。由于过度矫正导致的失败可能导致一个复杂的 TKA(图 9.6)。此

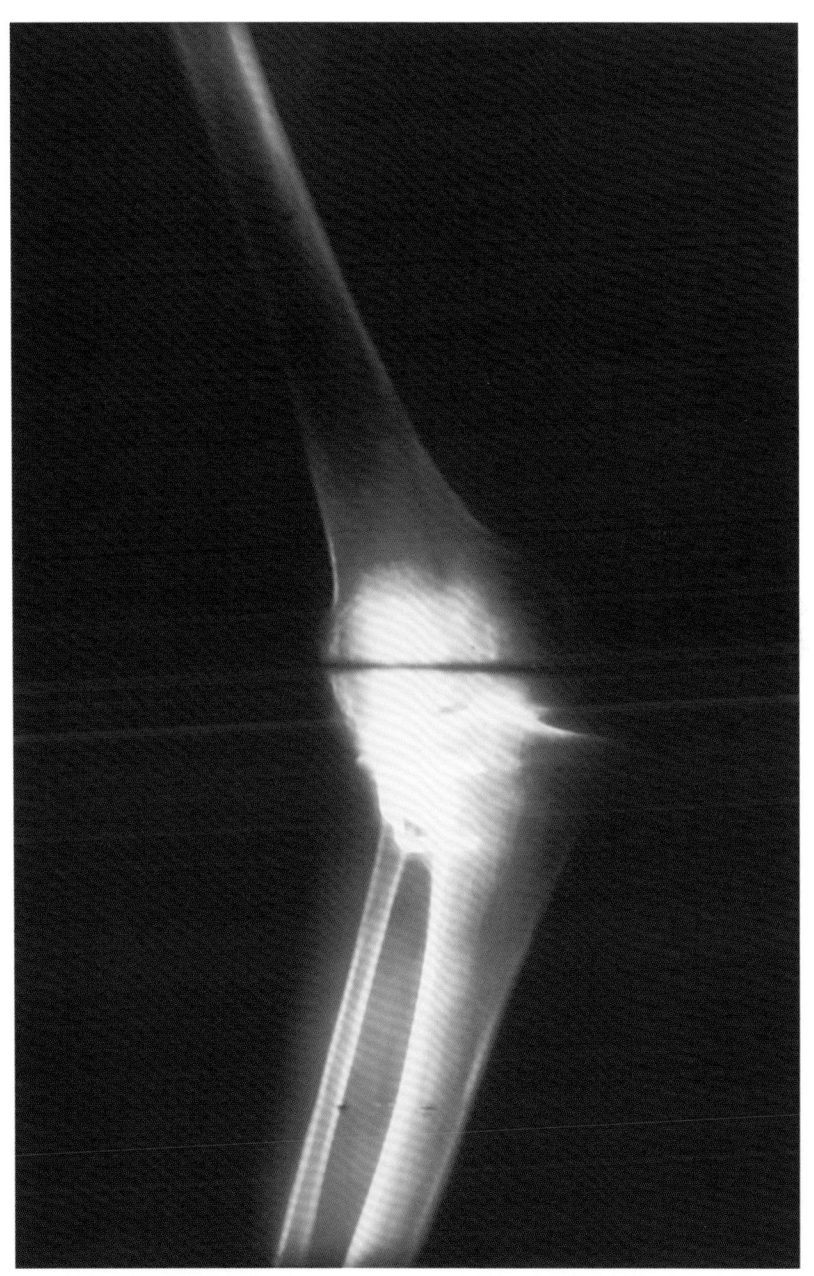

图 9.6　过度矫正的胫骨高位截骨的前后位 X 线片,不适用于膝关节单髁置换术

外,在外翻截骨术后进行的内侧UKA,在内侧间室被置换并使内侧韧带处于适当张力时,往往会增加外翻畸形(图9.7)。最合适的HTO后UKA的患者是力线矫正不足,导致持续的内侧疼痛而其他间室保持正常者。UKA挽救失败的HTO的最后一个优点是可以保留用于固定截骨的内植物(图9.8)。

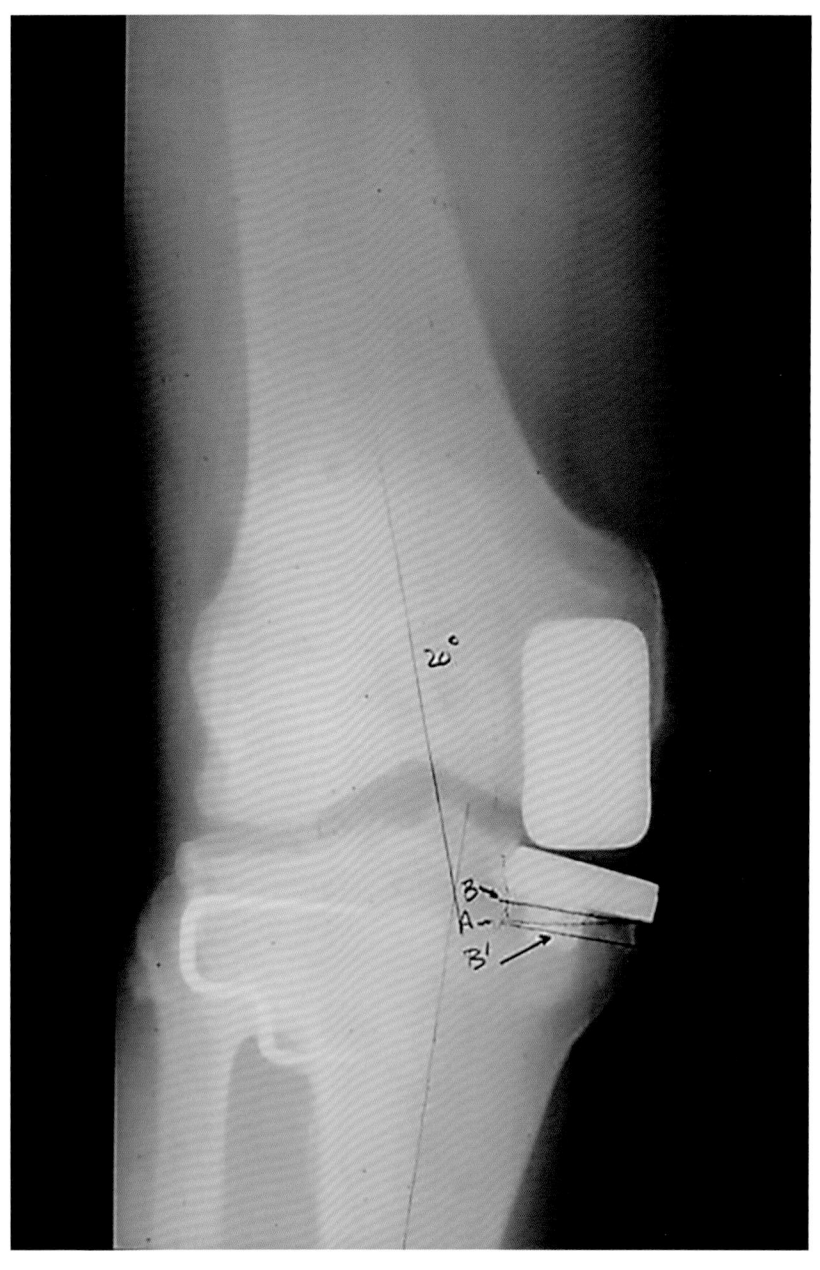

图9.7 这种表现不佳的膝关节单髁置换术(UKA)显示了试图用UKA治疗胫骨外翻截骨愈合的失败尝试。力线过度矫正,假体不匹配

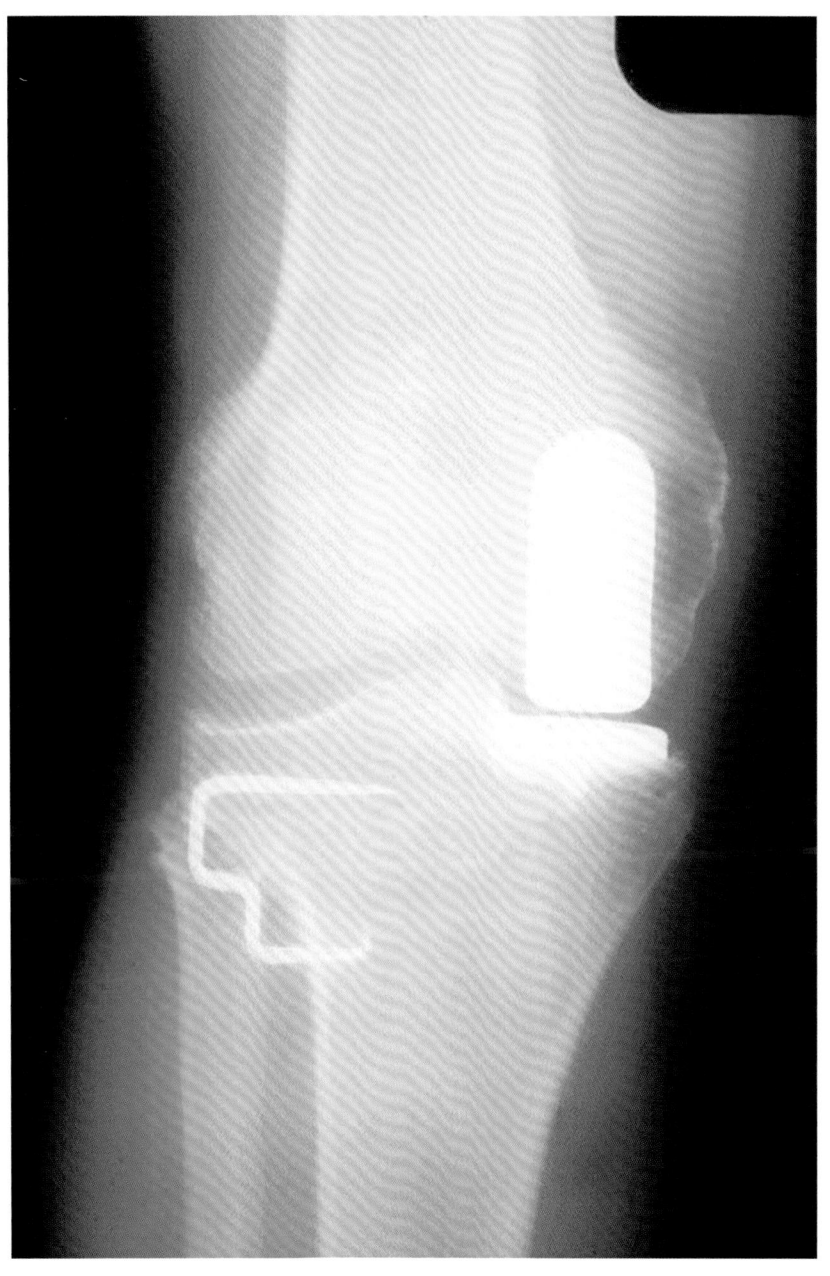

图 9.8 术后 X 线片显示在胫骨高位截骨矫正不足后进行的膝关节单髁置换术，并显示了令人满意的术后膝关节对线

胫骨平台骨折后

在极少数情况下，在胫骨平台骨折愈合后UKA可用于替代单个间室。目前还没有文献报道此类病例的系列研究。要成为这样的适应证患者，患者胫骨平台骨折必须已经愈合，并有足够的骨量来支撑胫骨假体。本文作者有过几例治疗此类患者的经验，其中最极端的如图9.9所示。该患者在切开复位和内固定术后出现膝关节强直，活动度为10°。在进行UKA结合V-Y股四头肌延长术20年后[18]，她没有疼痛，膝关节保持90°屈曲。她将来转为全膝关节置换术（TKA）的可能性并未因她的UKA手术而受到影响。

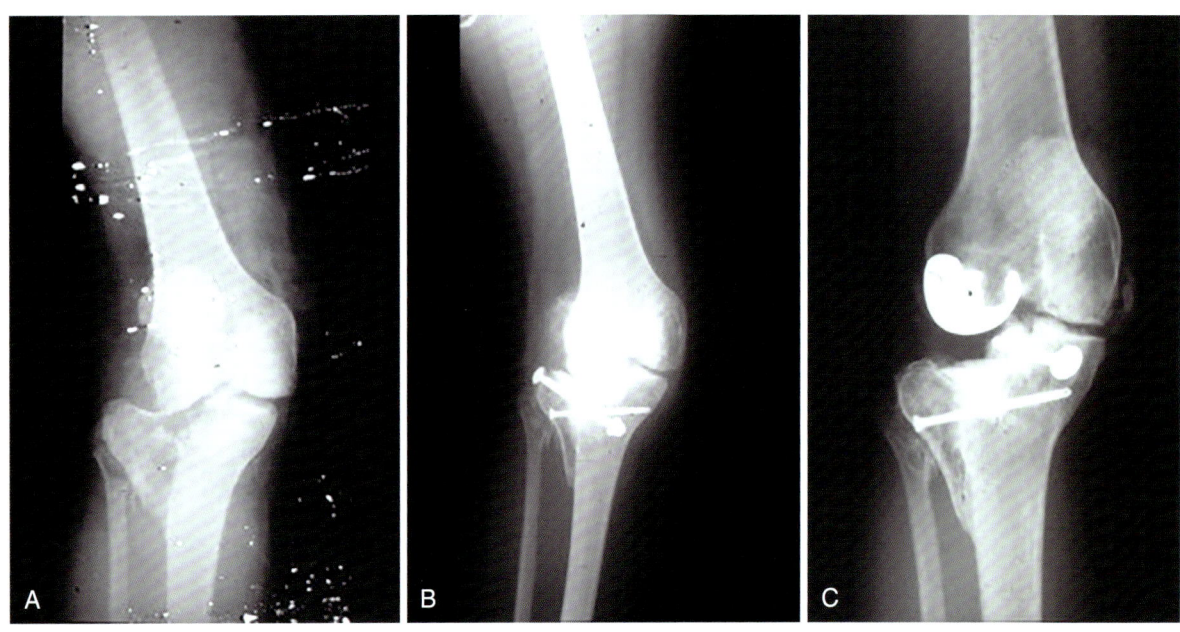

图9.9 （A）X线片显示涉及胫骨外侧平台的严重粉碎性骨折。（B）在切开复位和内固定后，骨折愈合，但患者有一个疼痛性膝关节强直，膝关节活动度只有10°。（C）在用外侧膝关节单髁置换术结合V-Y股四头肌延长术重建20年后，患者没有疼痛，并保持了90°的膝关节屈曲

参考文献

1. Kozinn SC, Scott RD. Unicondylar knee arthroplasty: current concepts review. *J Bone Joint Surg Am*. 1989;71:145–150.
2. Pandit H, Beard DJ, Jenkins C, et al. Combined anterior cruciate reconstruction and Oxford unicompartmental knee arthroplasty. *J Bone Joint Surg Br*. 2006;88(7):887–892.
3. Zumbrunn T, Schütz P, von Knoch F, Preiss S, List R, Ferguson SJ. Medial unicompartmental knee arthroplasty in ACL-deficient knees is a viable treatment option: in vivo kinematic evaluation using a moving fluoroscope. *Knee Surg Sports Traumatol Arthrosc*. 2020;28(6): 1765–1773.
4. Callaghan JJ. Mobile-bearing knee replacement: clinical results: a review of the literature. *Clin Orthop Relat Res*. 2001;(392):221–225.
5. Hernigou P, Deschamps G. Posterior slope of the tibial implant and the outcome of unicompartmental knee arthroplasty. *J Bone Joint Surg Am*. 2004;86(3):506–511.
6. Kaneko T, Kono N, Sunakawa T, Okuno Y, Ikegami H, Musha Y. Reliable patient-reported outcome measure and survivorship of UKA for primary spontaneous osteonecrosis. *Eur J Orthop Surg Traumatol*. 2019;29(1):119–124.

7. Ollivier M, Jacquet C, Lucet A, Parratte S, Argenson JN. Long-term results of medial unicompartmental knee arthroplasty for knee avascular necrosis. *J Arthroplasty*. 2019;34(3):465–468.
8. Chalmers BP, Mehrotra KG, Sierra RJ, Pagnano MW, Taunton MJ, Abdel MP. Reliable outcomes and survivorship of unicompartmental knee arthroplasty for isolated compartment osteonecrosis. *Bone Joint J*. 2018;100-B(4):450–454.
9. Weale AE, Newman JH. Unicompartmental arthroplasty and high tibial osteotomy for osteoarthrosis of the knee. A comparative study with a 12- to 17-year follow-up period. *Clin Orthop Relat Res*. 1994;(302):134–137.
10. Repicci JA, Hartman JF. Minimally invasive unicondylar knee arthroplasty for the treatment of unicompartmental osteoarthritis: an outpatient arthritic bypass procedure. *Orthop Clin North Am*. 2004;35:201–216.
11. Heyse TJ, Khefacha A, Peersman G, Cartier P. Survivorship of UKA in the middle-aged. *Knee*. 2012;19(5):585–591.
12. Kim KT, Lee S, Lee JS, Kang MS, Koo KH. Long-term clinical results of unicompartmental knee arthroplasty in patients younger than 60 years of age: minimum 10-year follow-up. *Knee Surg Relat Res*. 2018;30(1):28–33.
13. Lee M, Chen J, Shi Lu C, Lo NN, Yeo SJ. No differences in outcomes scores or survivorship of unicompartmental knee arthroplasty between patients younger or older than 55 years of age at minimum 10-year followup. *Clin Orthop Relat Res*. 2019;477(6):1434–1446.
14. Sah AP, Springer BD, Scott RD. Unicompartmental knee arthroplasty in octogenarians: survival longer than the patient. *Clin Orthop*. 2006;4:107–112.
15. Ode Q, Gaillard R, Batailler C, et al. Fewer complications after UKA than TKA in patients over 85 years of age: a case-control study. *Orthop Traumatol Surg Res*. 2018;104(7):955–959.
16. Cahill CW, Schwarzkopf R, Sinha S, Scott RD. Simultaneous bilateral knee arthroplasty in octogenarians: can it be safe and effective? *J Arthroplasty*. 2014;29(5):998–1000.
17. Valenzuela GA, Jacobson NA, Buzas D, Koreckij TD, Valenzuela RG, Teitge RA. Unicompartmental knee replacement after high tibial osteotomy: invalidating a contraindication. *Bone Joint J*. 2013;95-B(10):1348–1353.
18. Scott RD, Siliski JM. The use of a modified V-Y quadricepsplasty during total knee replacement to gain exposure and improve flexion in the ankylosed knee. *Orthopedics*. 1986;8:45–48.

第10章

失败的膝关节单髁置换术的翻修

膝关节单髁置换术（UKA）的主要优势之一是其保守性。理想情况下，在UKA后，任何未来的翻修都可以使用初次全膝关节置换术（TKA）假体进行，并且结果与初次全膝关节置换术相当。20世纪80年代的初步经验表明，情况可能并非如此[1]。然而，随着对初次UKA的经验的积累，随后的报告证实了其保守性[2-5]。

胫骨翻修术

对于保守的UKA，外科医生必须遵循进行最小初始胫骨截骨的基本原则[6]（见第6章）。通过这样做，很少需要模块化楔形块等胫骨增强方法（图10.1）。当初始胫骨截骨过度时（图10.2），将需要使用增强方法和胫骨延长杆。

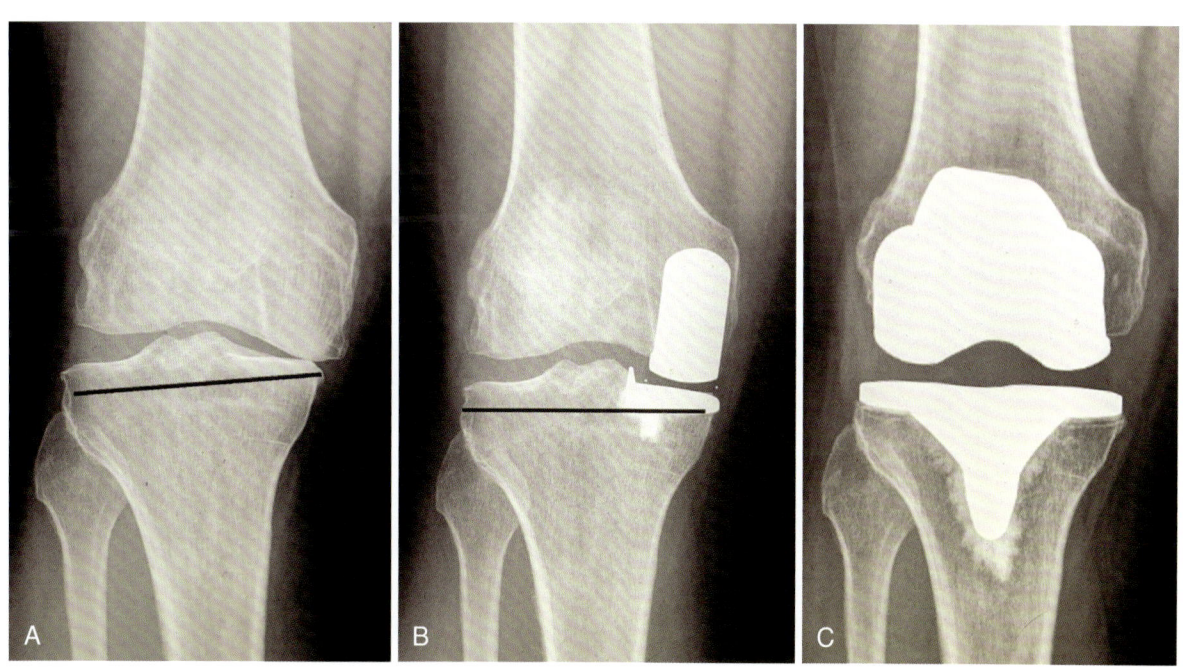

图10.1 （A）膝关节单髁置换术前的前后位X线片显示，在全膝关节置换的保守截骨的基础上，计划进行胫骨内侧截骨。（B）同一患者的术后X线片显示保守术前计划的正确执行。（C）同一患者股骨假体松动翻修术后3年的前后位X线片。在不需要任何增强方法的情况下使用标准假体

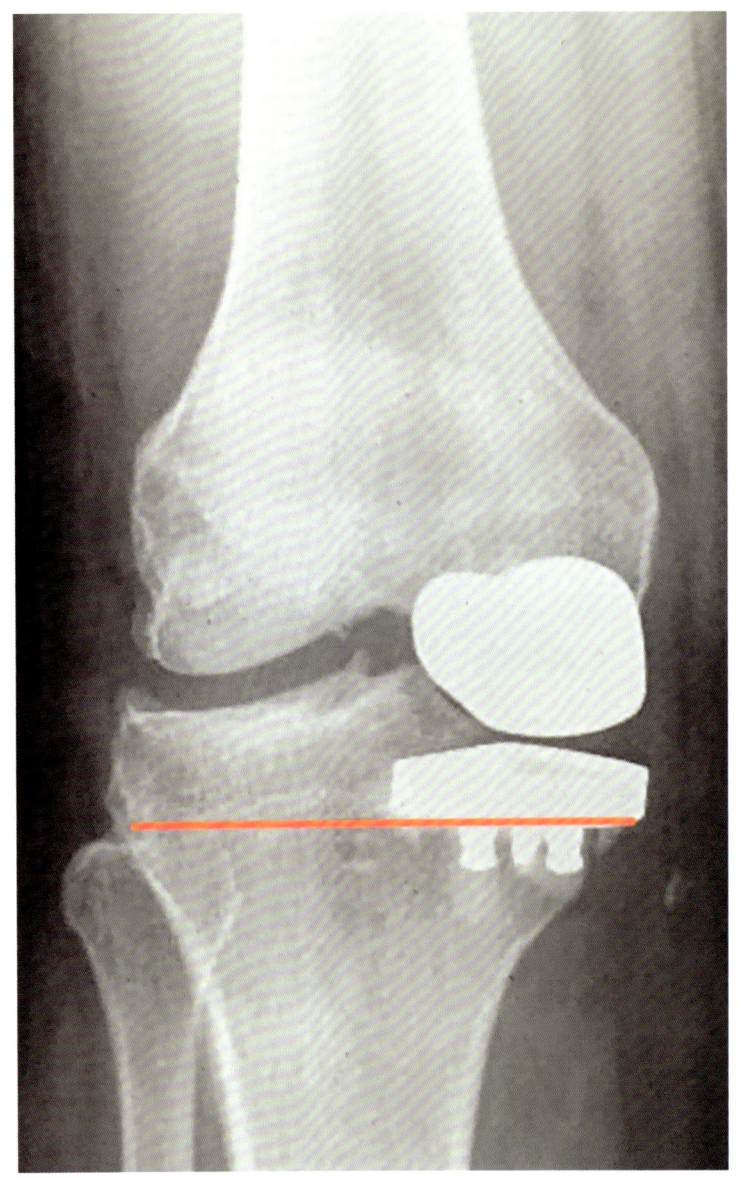

图 10.2　膝关节单髁置换术后前后位 X 线片显示胫骨截骨过多，这将影响将来的翻修

内侧 UKA 后胫骨骨量的丢失也可能是由于胫骨假体的下沉，尽管影响胫骨骨量的骨溶解是罕见的。一个例子如图 10.3 所示。在这个病例中，胫骨假体在 20 年的时间里慢慢沉降。由此产生的骨缺损是显著的，但主要由皮质骨所限制，可以通过使用具有 30 mm 延长杆的胫骨假体和使用从标准全膝关节截骨中获得的局部自体骨移植来解决。

外侧 UKA 失败后，胫骨骨量的丢失也很少成为问题（图 10.4）。这很可能是因为外侧 UKA 的胫骨骨制备本质上是保守的（见第 8 章）。

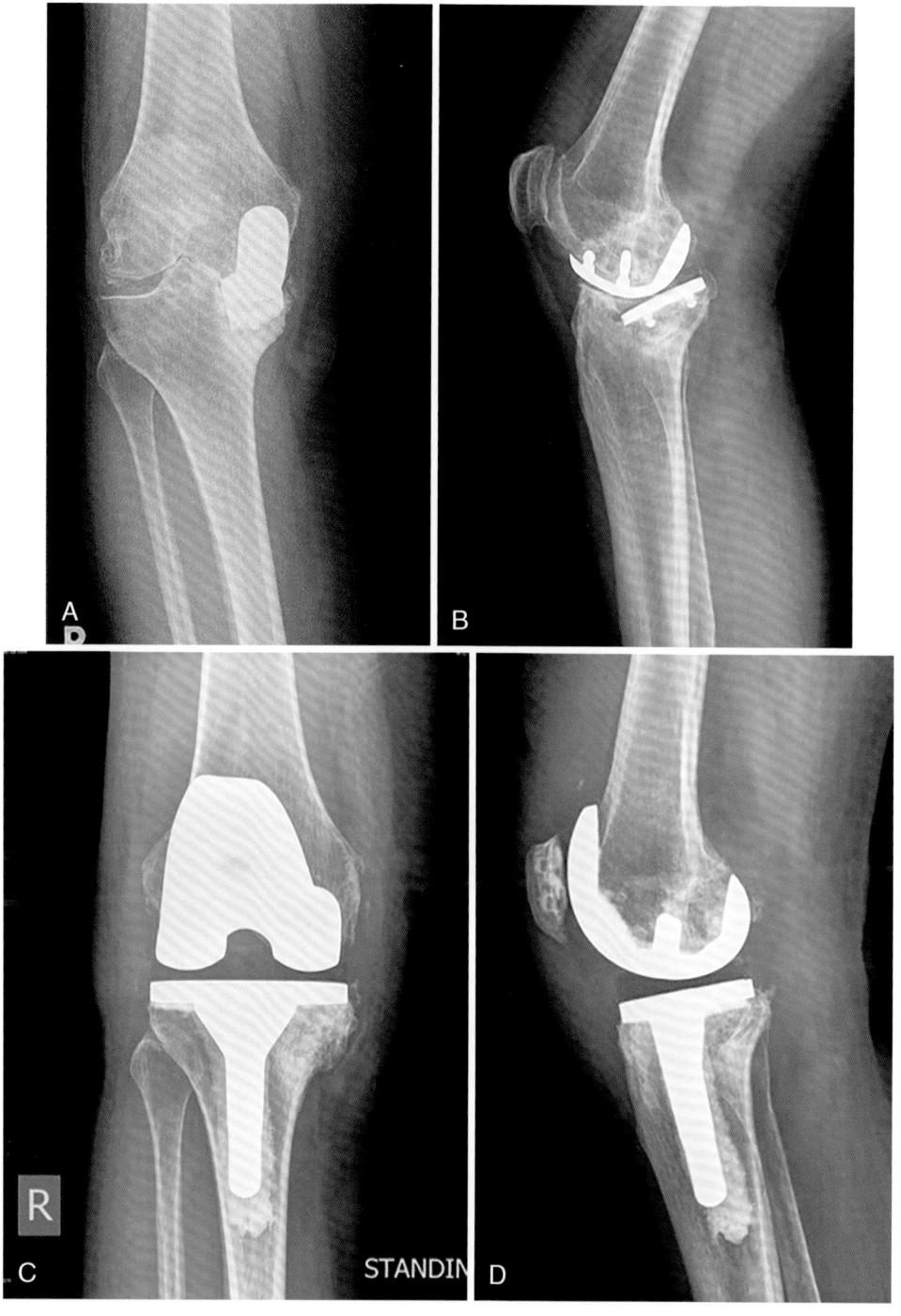

图 10.3 （A、B）前后（AP）和侧位 X 线片显示膝关节单髁置换术后 20 年胫骨假体松动下沉。（C、D）使用标准股骨假体、胫骨假体延长杆进行翻修后，术后 AP 和侧位 X 线片，并使用自体骨移植填充骨缺损（从股骨和胫骨截骨中获得）（下页续）

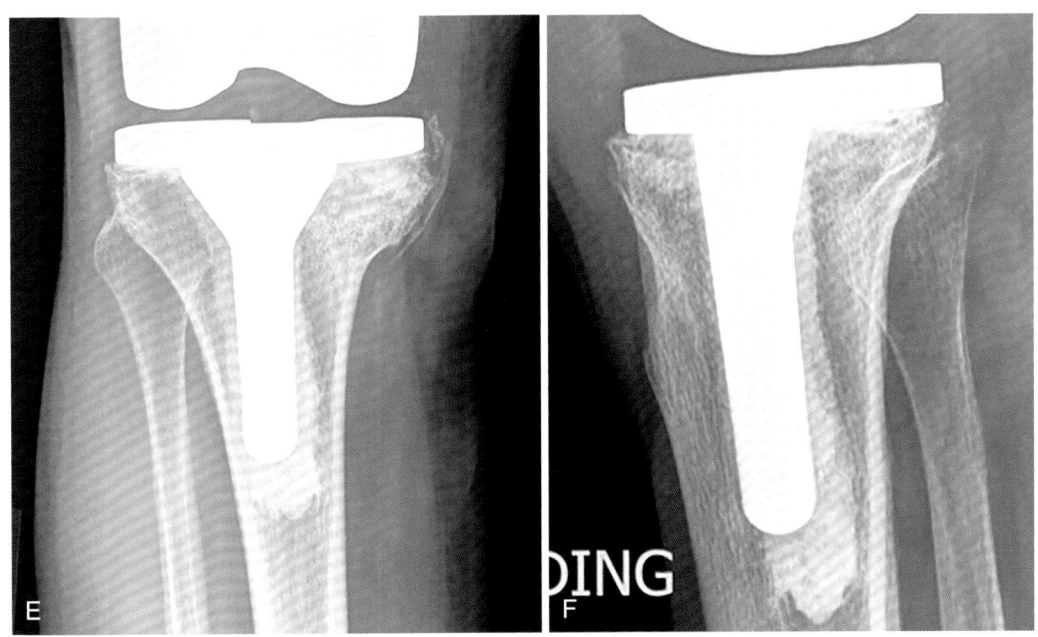

图 10.3 续 （E、F）翻修术后 1 年随访的前后位和侧位 X 线片显示骨移植明显愈合，没有沉降。在 9 年随访时患者无症状

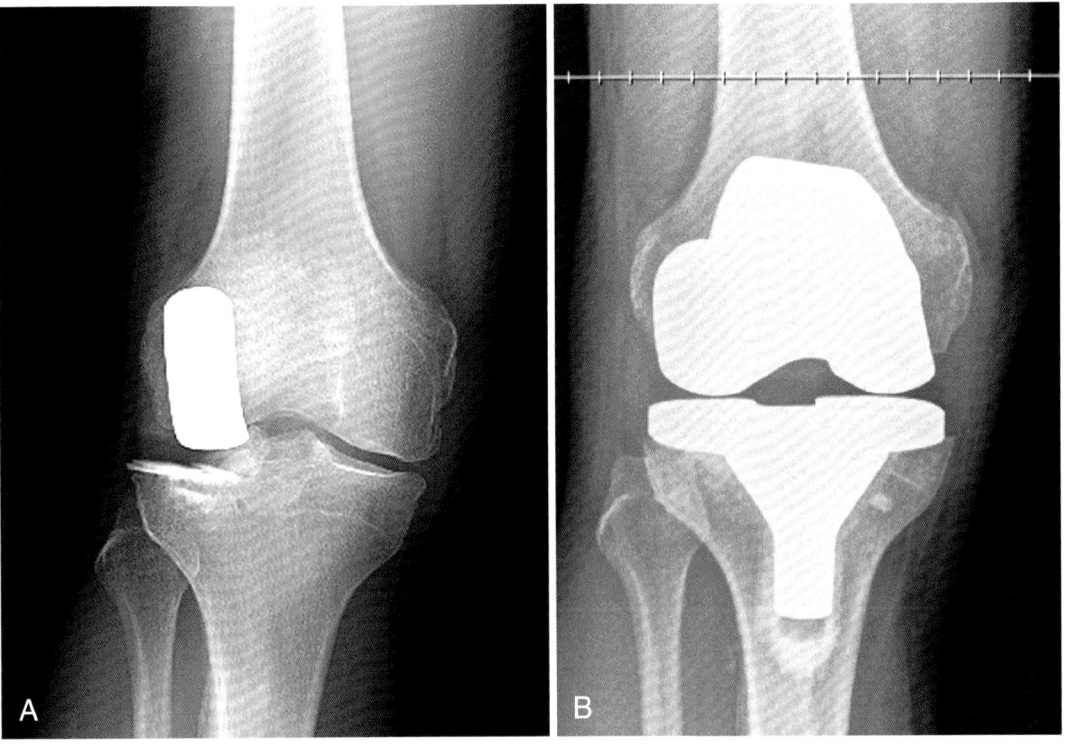

图 10.4 （A）前后位 X 线片显示失败的外侧膝关节单髁置换。（B）同一患者使用标准假体翻修后的 X 线片

股骨侧翻修

在股骨侧，除非早期假体设计中偶尔使用深穿透的鳍片或凸耳，这些在翻修时可能会影响股骨固定，否则先前植入的股骨假体很少会影响 UKA 翻修（图 10.5）。在这些情况下，外科医生在移除此类假体时必须小心，并准备好可能需要骨移植、增强楔形块和带柄股骨假体。几乎所有当代 UKA 股骨假体的固定方法、金属股骨髁的厚度以及植入过程中截骨要求都是保守的（图 10.6）。假体移除后，即使外科医生提倡非骨水泥固定，仍有足够的股骨骨量可用（图 10.7 和图 10.8）。

在外侧 UKA 失败后，股骨后外侧髁在假体移除后可能存在一些轻微缺陷。这可能是由于外翻骨关节炎膝关节的外髁固有的相对发育不全，或者是由于在初次关节置换术时为了缓解屈曲时的紧张感而略微过度切除后髁。如果这种缺陷很小，可以用骨水泥填充。如果需要，也可以用后部增强块填充。第三种可能的解决方案是在一些系统中使用高屈曲股骨假体。这些组件的金属髁后部比正常情况下更厚，以便在膝关节屈曲角度高达 150° 时允许更多的金属与聚乙烯接触（图 10.9）。

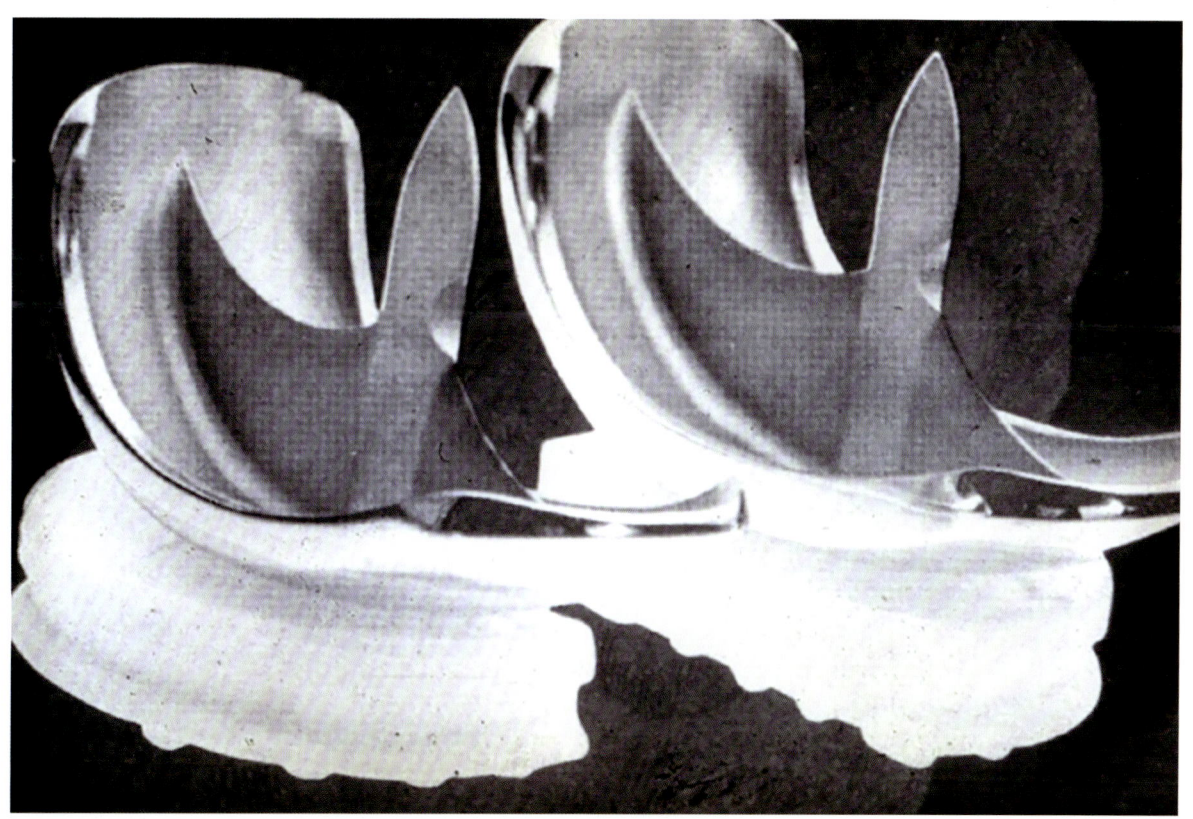

图 10.5　早期的膝关节单髁置换股骨假体，其凸耳和鳍片深深穿透股骨髁，在移除时通常导致股骨骨量丢失

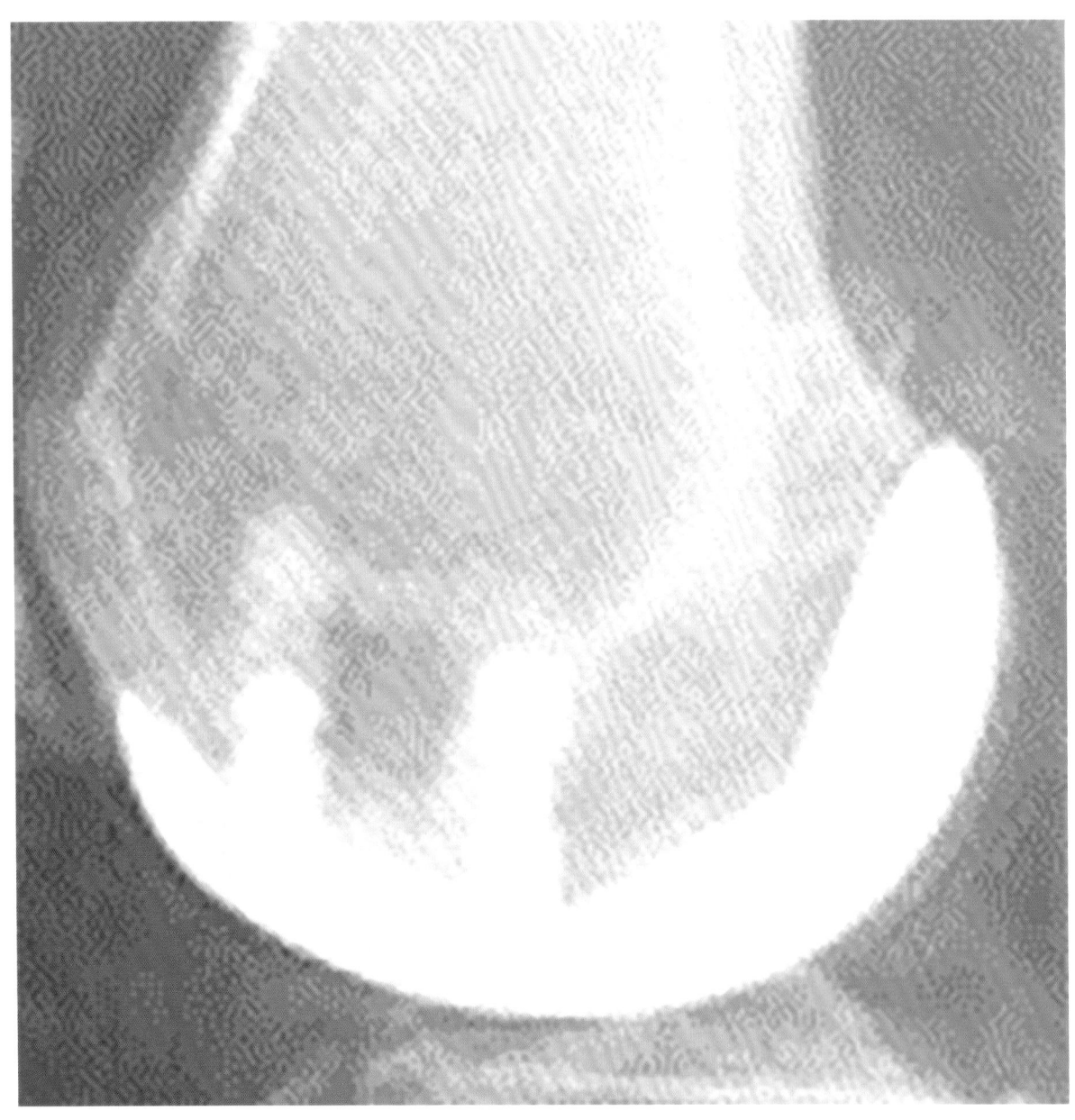

图 10.6　一种现代股骨假体，带有两个用于固定的定位柱，在移除时不太可能丢失骨量

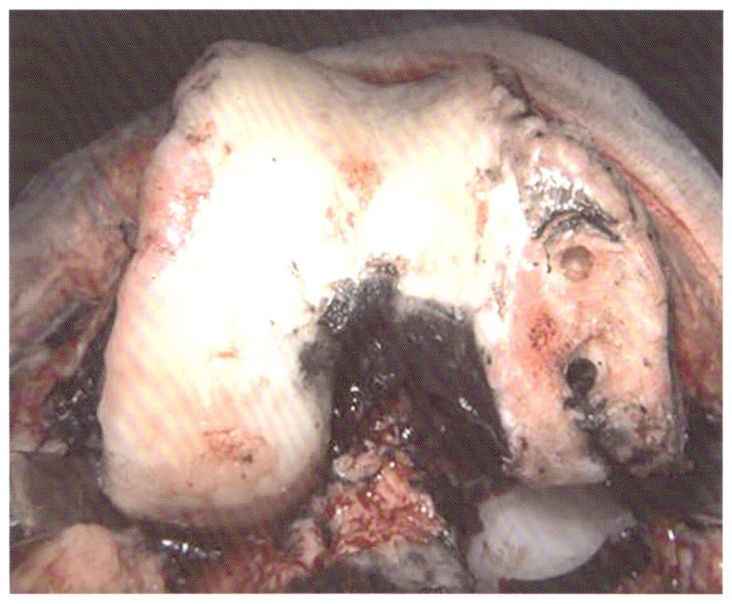

图 10.7 术中照片显示,移除现代风格的双定位柱股骨假体后,股骨骨量没有丢失

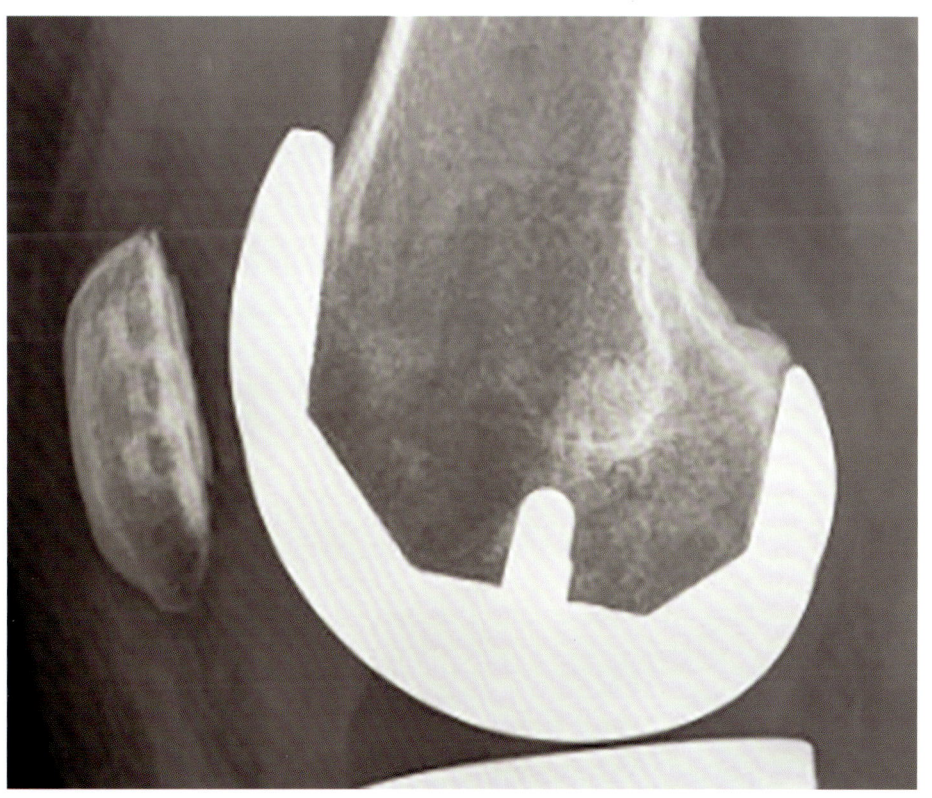

图 10.8 使用非骨水泥膝关节单髁置换失败后翻修的股骨侧位 X 线片

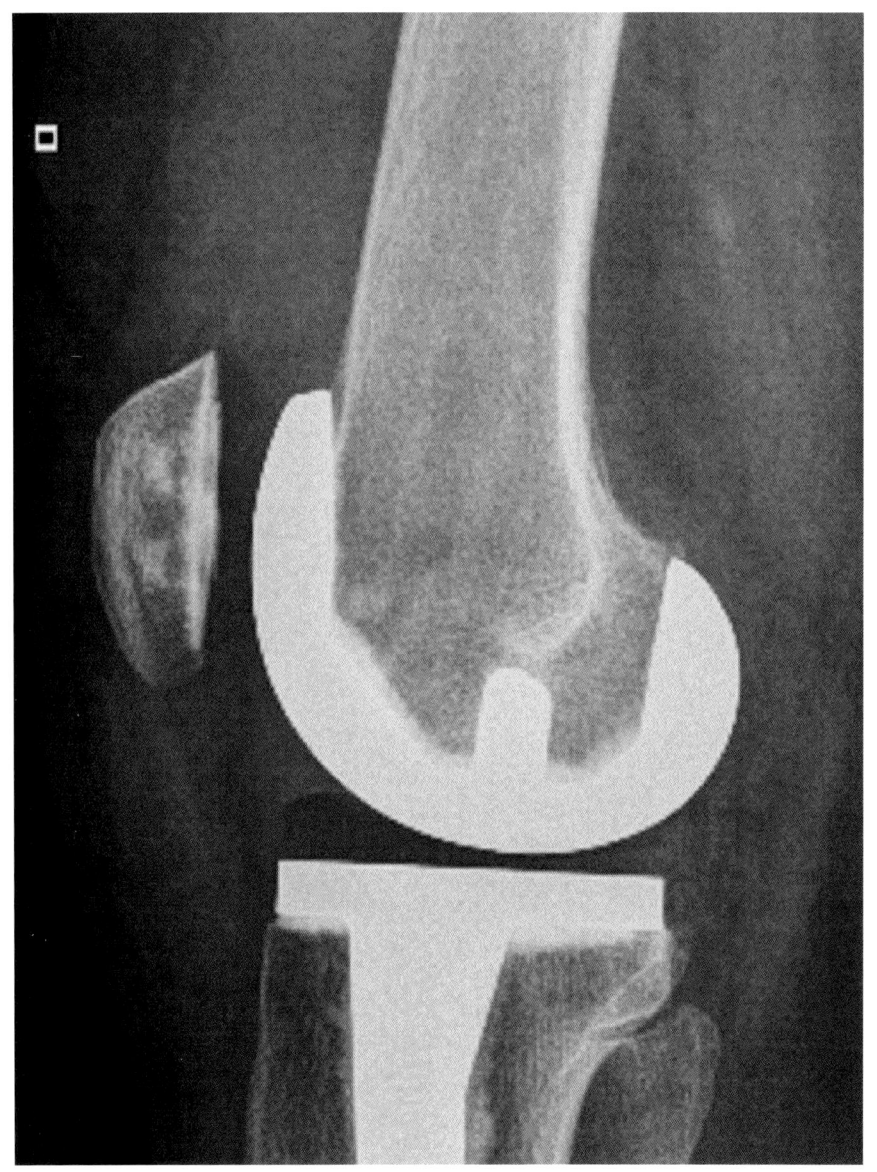

图 10.9 "高屈曲"股骨假体的侧位 X 线片，显示股骨后髁比同一系统的标准股骨组件厚约 2 mm。这些组件可用于翻修失败的外侧膝关节单髁置换术，其中存在轻微的后髁骨缺损

单独假体组件翻修

如果 UKA 因模块化胫骨假体中的聚乙烯磨损或未矫正的关节置换术后残留不稳定而失败，则可以考虑进行单独的插入组件翻修（图 10.10）。这类病例相对罕见，并且没有针对这些问题的单独假体组件翻修系列的长期报道。已有报道称，对于活动垫片脱位，进行单独垫片翻修在短期内取得了一些成功，但尚无系列的长期结果报道[7-9]。

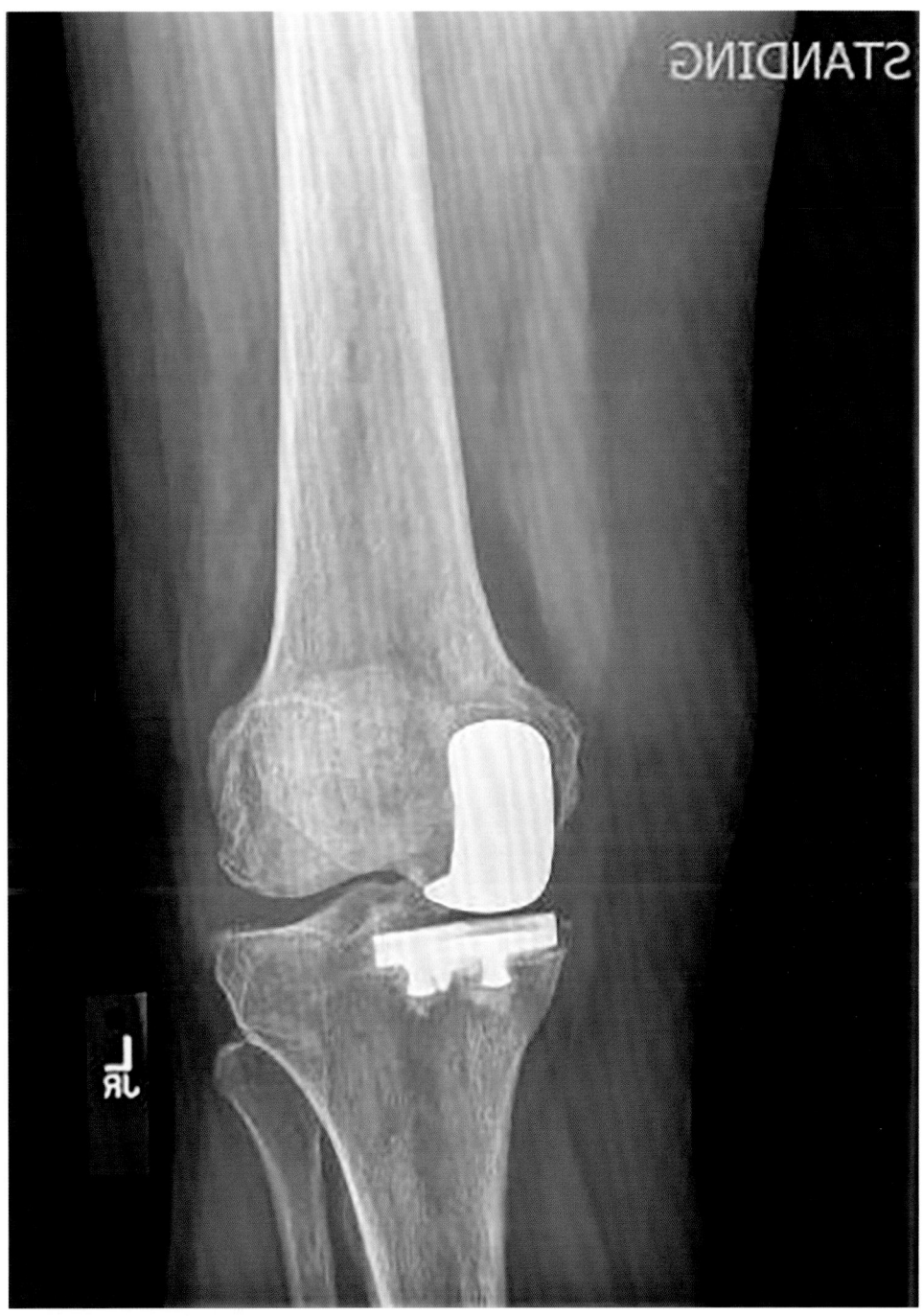

图 10.10 矫正不足的膝关节单髁置换术的前后位 X 线片。该患者表现出残余的内侧松弛,可以通过使用单独的较厚模块化插入组件来挽救

对已经表面置换的继发性退变的间室进行翻修

通过保留 UKA 并对其进行单独的表面置换，挽救因对侧或髌股间室继发性退变而失败的 UKA 是很有挑战性的。这些翻修可以取得成功，但应该用于挽救年轻患者的 UKA。它们充满了难以克服的技术问题，其中包括当现在有两个独立的金属股骨髁表面置换时，提供一致的机械上匹配的髌股关节。如果只增加髌股表面置换，可能很难在较高的屈曲角度下提供平滑一致的髌股关节活动。文献中没有报道在失败的 UKA 中使用二次重新表面置换的长期结果。

参考文献

1. Barrett WP, Scott RD. Revision of failed unicondylar unicompartmental knee arthroplasty. *J Bone Joint Surg Am*. 1987;69:1328–1335.
2. Levine WN, Ozuna RM, Scott RD, et al. Conversion of failed modern unicompartmental arthroplasty to total knee arthroplasty. *J Arthroplasty*. 1996;11:797–801.
3. Springer BD, Scott RD, Thornhill TS. Conversion of failed unicompartmental knee arthroplasty to TKA. *Clin Orthop*. 2006;446:214–220.
4. Lombardi Jr AV, Kolich MT, Berend KR, Morris MJ, Crawford DA, Adams JB. Revision of unicompartmental knee arthroplasty to total knee arthroplasty: is it as good as a primary result? *J Arthroplasty*. 2018;33(7S):S105–S108.
5. Lim JBT, Pang HN, Tay KJD, Chia SL, Lo NN, Yeo SJ. Clinical outcomes and patient satisfaction following revision of failed unicompartmental knee arthroplasty to total knee arthroplasty are as good as a primary total knee arthroplasty. *Knee*. 2019;26(4):847–852.
6. Schwarzkopf R, Mikhael B, Li L, Josephs L, Scott RD. Effect of initial tibial resection thickness on outcomes of revision UKA. *Orthopedics*. 2013;36(4):409–414.
7. Clark M, Campbell DG, Kiss G, Dobson PJ, Lewis PL. Reintervention after mobile-bearing Oxford unicompartmental knee arthroplasty. *Clin Orthop Relat Res*. 2010;468(2):576–580.
8. Kim KT, Lee S, Lee JI, Kim JW. Analysis and treatment of complications after unicompartmental knee arthroplasty. *Knee Surg Relat Res*. 2016;28(1):46–54.
9. Kim SG, Kim HG, Lee SY, Lim HC, Bae JH. Redislocation after bearing exchange for the treatment of mobile bearing dislocation in medial unicompartmental knee arthroplasty. *Knee Surg Relat Res*. 2018;30(3):234–240.

第11章

膝关节单髁置换术的技术发展

引言

第1、3、6和7章讨论了单髁置换术假体设计和植入的基本技术原理的演变，这些原理应该会持续多年。然而，创新的技术将出现、发展并在未来几年内找到它们的位置。本章将讨论当前的技术演变，如机器人假体定位、患者专用器械和假体组件以及非骨水泥固定。

机器人进行假体定位

为了提高膝关节单髁置换术（UKA）的使用寿命，引入了创新技术来改善假体定位。已经开发了多个系统，包括MAKO机器人触觉引导系统、MAKO机械臂交互式骨科系统（MAKO RIO）、Navio精密自由手雕刻家、ROBODOC、Acrobot和UniAlign，在本书出版时，MAKO在机器人辅助关节置换术中占据了最大的市场份额。

几项研究表明，机器人辅助外科手术可以提高假体定位的准确性，降低对线异常值的发生率。在一项随机对照试验中，120名患者被随机分配到机器人辅助手术或常规UKA，发现在机器人辅助手术中，股骨组件矢状面、冠状面和轴向位置，以及胫骨组件矢状面和轴向位置的术前目标位置在2°内的患者比例显著更高[1]。在机器人辅助与传统UKA的荟萃分析中，同样发现机器人辅助UKA的机械轴和胫骨组件位置偏差显著低于传统UKA[2]。

然而，也有研究表明，经验丰富、高手术量的外科医生在手动UKA中可以达到或超过机器人在对线方面的准确性[3]。

使用寿命和功能结局

接受机器人辅助UKA的患者假体生存率很高，据报道高达98.8%，在短期和中期（2~5年）患者中满意度很高[4-5]。尽管人们普遍认为机器人辅助可以减少假体位置的异常值，但假体位置的准确性不一定转化为更好的生存率或改善的长期功能结果。在一项荟萃分析中，对11项研究的汇总数据进行了分析，结果表明，机器人辅助UKA的并发症发生率较低，并改善了体重接受过程中的膝关节偏移[6]。同样，在另一项荟萃研究中，接受机器人辅助UKA的患者在短期随访（小于3年）中的膝关节学会评分和膝关节学会功能评分较高[2]。然而，翻修率或活动范围没有差异。在澳大利亚国家关节置换登记处，他们发现在短期内（小于3年），机器人辅助UKA与Zimmer单间室高屈曲膝关节系统（ZUK）相比，总体翻修率没有差异，尽管与其他类型的传统UKA相比，机器人辅助UKA的翻修率明显较低[7]。同样，在一项对医疗保险数据库的匹配队列研究中，接受计算机辅助UKA翻修的患者在随访2年时并发症或翻修率没有差异[8]，UKA的生存率似乎与外科医生的手术量密切相关[9]。因此，高手术量的外科医生最有可能实现更好的假体位置。

成本效益

尽管机器人辅助有更高的假体定位精确性，但它确实是以增加手术时间为代价的。荟萃分析显示，机器人辅助显著延长了手术时间，平均差异为 17 分钟[2]。这可能是由于机器人辅助所需的额外设置和仪器，或外科医生的学习曲线。尽管有人提出 MAKO 系统的学习曲线可能只需 6 例[10]。由于机器人辅助 UKA 的长期结果数据有限，机器人设备成本增加，手术时间延长，成本效益问题就出现了。为了解决这个问题，一项研究使用了马尔可夫（Markov）决策分析模型，发现在以下情况下，与全膝关节置换术（TKA）和胫骨高位截骨术（HTO）相比，机器人辅助 UKA 具有高成本效益：①病例数量超过每年 94 例，②机器人辅助 UKA 2 年失败率低于 1.2%，③机器人辅助 UKA 提高了 2 年以上的改善失败率，④机器人系统和维护成本低于 142.6 万美元，⑤机器人系统的使用寿命至少为 4.7 年，⑥平均患者年龄小于 67 岁[11]。

患者专用仪器和定制假体

现成的膝关节假体有着良好的使用疗效，但它们并不是为了恢复正常的膝关节解剖结构而设计的。理论上，定制的 3D 打印 UKA 植入假体和（或）患者专用工具（patient-specific instrumentation，PSI）（例如，患者特定的截骨模块）可以恢复正常的膝关节解剖结构和自然步态模式，以改善功能结果。关于 PSI UKA 的文献有限，一些作者发现 PSI 没有任何益处，而另一些作者则表明 PSI 可以提高胫骨假体定位的准确性[12-14]。在一项随机对照试验中，60 名患者使用 PSI 或传统技术随机分配进行 UKA，3 个月和 1 年时的步态参数、前后和矢状面定位、膝关节学会评分也没有差异[12]。同样，关于定制 UKA 假体的中长期结果的数据有限，但在一项对 88 名定制、单独制造的 UKA 植入假体患者的前瞻性研究中，2 年的总体翻修率为 3.3%，原因是胫骨松动或骨关节炎疾病的进展[15]。几乎所有（99%）的患者都对其 UKA 感到满意，89% 的患者认为他们的膝关节运动感觉自然。然而，另一项由一名外科医生在 7 年内对 115 例定制 UKA 进行的研究显示，在平均 33.1 个月时，定制 UKA 的失败率为 25.2%。这些失败与高体重指数有关，主要是由于股骨假体、胫骨假体或两者的无菌性松动[16]。尽管目前尚不清楚定制假体的生存率是多少，但有数据表明，定制 UKA 假体在皮质骨覆盖方面优于现成假体，同时最大限度地减少假体悬垂[17]。需要进一步调查和长期随访，以更好地了解定制假体和 PSI 在 UKA 中的未来作用。

非骨水泥固定

TKA 和 UKA 的非骨水泥固定作用仍在继续发展，迄今为止非骨水泥 UKA 的经验要少得多。这有几个原因。理想情况下，UKA 是一种保守的节省骨量的手术。如第 10 章所述，最小限度的胫骨截骨是使 UKA 翻修术能够轻松进行的关键，而不需要模块化增强来适应胫骨骨缺损，也不需要胫骨延长杆来增强胫骨组件的固定。然而，最小限度的胫骨截骨通常会产生一个比松质骨质量更高的骨床，这会影响骨长入。骨水泥胫骨假体允许这种理想的最小胫骨截骨，并且假体固定所需的骨水泥不足，不会影响任何未来的潜在翻修。UKA 术后因骨水泥引起的残余胫骨缺陷往往能得到控制，并有助于 TKA 所需的正常股骨和胫骨截骨的自体骨填充（见第 10 章）。最后，非骨水泥 UKA 技术在直观上不如骨水泥技术宽容，当经验不足的外科医生使用时，成功率较低[18-19]。

UKA 中已发表的非骨水泥固定的结果明显少于现有的结果，许多使用活动平台非骨水泥设计的报告确实显示出与使用骨水泥固定平台相当的结果[20-23]。然而，需要更长的随访时间来证明非骨水泥 UKA 比骨水泥 UKA 具有显著优势。此外，还需要更多的研究来评估经验不足的外科医生使用非骨水泥 UKA 和使用固定平台假体的结果。

参考文献

1. Bell SW, Anthony I, Jones B, et al. Improved accuracy of component positioning with robotic-assisted unicompartmental knee arthroplasty. *J Bone Jt Surg Am*. 2016;98(8):627–635.
2. Chin BZ, Tan SSH, Chua KCX, et al. The three-year survivorship of robotically assisted versus non-robotically assisted unicompartmental knee arthroplasty. *J Arthroplasty*. 2020;33(8):1719–1926.
3. Bush AN, Ziemba-Davis M, Deckard ER, Meneghini RM. An experienced surgeon can meet or exceed robotic accuracy in manual unicompartmental knee arthroplasty. *J Bone Joint Surg Am*. 2019;101(16):1479–1484.
4. Pearle AD, van der List JP, Lee L, et al. 2017. Survivorship and patient satisfaction of robotic-assisted medial unicompartmental knee arthroplasty at a minimum two-year follow-up. Knee 24(2):419–428.
5. Flury A, Hasler J, Dimitriou D, et al. Midterm clinical and radiographic outcomes of 115 consecutive patient-specific unicompartmental knee arthroplasties. *Knee*. 2019;26(4):889–896.
6. Zhang F, Li H, Ba Z, et al. Robotic arm-assisted vs conventional unicompartmental knee arthroplasty. A meta-analysis of the effects on clinical outcomes. *Medicine*. 2019;98(35):e16968.
7. St Mart JP, De Steiger RN, Cuthbert A, Donnelly W. The three-year survivorship of robotically assisted versus non-robotically assisted unicompartmental knee arthroplasty. *Bone Joint J*. 2020;102-B(3):319–328.
8. Chona D, Bala A, Huddleston JI, et al. Effect of computer navigation on complication rates following unicompartmental knee arthroplasty. *J Arthroplasty*. 2018;33(11):3437–3440.e1.
9. Mohammad HR, Matharu GS, Judge A, Murray DW. The effect of surgeon caseload on the relative revision rate of cemented and cementless unicompartmental knee replacements: an analysis from the National Joint Registry for England, Wales, Northern Ireland and the Isle of Man. *J Bone Joint Surg Am*. 2020;102(8):644–653.
10. Kayani B, Konan S, Pietrzak JRT, et al. The learning curve associated with robotic-arm assisted unicompartmental knee arthroplasty. *Bone Joint J*. 2018;100B(8):1033–1042.
11. Moschetti WE, Konopka JF, Rubash HE, Genuario JW. Can robot-assisted unicompartmental knee arthroplasty be cost-effective? A Markov decision analysis. *J Arthroplasty*. 2016;31(4):759–765.
12. Ollivier M, Parratte S, Lunebourg A, et al. The John Insall Award: no functional benefit after unicompartmental knee arthroplasty performed with patient-specific instrumentation: a randomized trial. *Clin Orthop Relat Res*. 2016;474(1):60–68.
13. Alvand A, Khan T, Jenkins C, et al. The impact of patient-specific instrumentation on unicompartmental knee arthroplasty: a prospective randomised controlled study. *Knee Surg Sports Traumatol Arthrosc*. 2018;26(6):1662–1670.
14. Dao Trong ML, Diezi C, Goerres G, Helmy N. Improved positioning of the tibial component in unicompartmental knee arthroplasty with patient-specific cutting blocks. *Knee Surg Sports Traumatol Arthrosc*. 2015;23(7):1993–1998.
15. Sinha R, Burkhardt J, Martin G, et al. Customized, individually made unicondylar knee replacement: a prospective, multicenter study of 2-year clinical outcomes. Presented at the 2014 Harvard Arthroplasty Course.
16. Talmo CT, Anderson MC, Jia ES, et al. Primary arthroplasty high rate of early revision after custom-made unicondylar knee arthroplasty. *Primary Arthroplasty*. 2018;33(suppl 7):S100–S104.
17. Carpenter DP, Holmberg RR, Quartulli MJ, Lowry Barnes C. Tibial plateau coverage in UKA: a comparison of patient specific and off-the-shelf implants. *J Arthroplasty*. 2014;29(9):1694–1698.
18. Murray DW, Parkinson RW. Usage of unicompartmental knee arthroplasty. *Bone Joint J*. 2018;100-B(4):432–435.
19. Kamenaga T, Hiranaka T, Nakanishi Y, Takayama K, Kuroda R, Matsumoto T. Valgus subsidence of the tibial component caused by tibial component malpositioning in cementless Oxford mobile-bearing unicompartmental knee arthroplasty. *J Arthroplasty*. 2019;34(12):3054–3060.
20. Liddle AD, Pandit H, Murray DW, Dodd CA. Cementless unicondylar knee arthroplasty. *Orthop Clin North Am*. 2013;44(3):261–269.
21. Van der List JP, Sheng DL, Kleeblad LJ, Chawla H, Pearle AD. Outcomes of cementless unicompartmental and total knee arthroplasty: a systematic review. *Knee*. 2017;24(3):497–507.
22. Knifsund J, Reito A, Haapakoski J, et al. Short-term survival of cementless Oxford unicondylar knee arthroplasty based on the Finnish Arthroplasty Register. *Knee*. 2019;26(3):768–773.
23. Mohammad HR, Bullock GS, Kennedy JA, Mellon SJ, Murray D, Judge A. Cementless unicompartmental knee replacement achieves better ten-year clinical outcomes than cemented: a systematic review. *Knee Surg Sports Traumatol Arthrosc*. 2020;29(10):3229–3245.